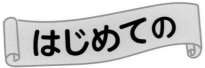
はじめての

ヘンダーソンモデルにもとづく

精神科看護過程

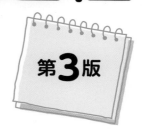
第3版

焼山 和憲 著

JN003010

医歯薬出版株式会社

This book is originally published in Japanese
under the title of :

HAJIMETE-NO HENDÂSONMODERU-NI-MOTODUKU
SEISINKAKANGOKATEI
(Psychiatric Nursing Process based on Henderson's model)

YAKEYAMA, Kazunori

© 2007 1st ed.
© 2022 3rd ed.

ISHIYAKU PUBLISHERS, INC.
7-10, Honkomagome 1 chome, Bunkyo-ku,
Tokyo 113-8612, Japan

第3版　まえがき

　わたしが看護学生1年生のときから数え，V.A.ヘンダーソン（Virginia Avenel Henderson）の看護とかかわって45年以上にもなります．そのあいだ，看護専門学校，看護大学とヘンダーソンモデルの看護過程を看護教育に導入して23年にもなります．

　本書も早いもので初版から数え15年が経ち，第2版からは10年にもなります．看護のグランド理論がわが国に導入され，ヘンダーソンは古典的と言われても，ヘンダーソンの看護は健在のようで，ここ10年を振り返れば，第2版をベースに単科の精神科病院の臨床研究会やセミナー，講演と日本各地へ赴きました．そうしたなか，身体科病院の看護領域でヘンダーソンモデルの看護過程の実証検証がなされ，アセスメントに有用だと学会発表されていました．さらには，単科の精神科病院では，患者参画型の看護計画が実践され研究発表されておりうれしく思いました．時の流れとともに，精神科看護の看護計画も看護師優先型，患者参画型，患者主体型と患者中心型の計画へと変化しているようです．

　第3版では，第5章に看護学生が臨地実習で多く受け持つうつ病患者の看護計画立案モデル（アセスメント〜計画立案）を追補しました．

　2003年の個人情報保護法の成立を受けて，日本看護協会は2005年に「看護記録および診療情報の取り扱いに関する指針」を作成しました．この指針を改定し，新たに「看護記録に関する指針」を2018年公開しました．このなかで看護記録記載の基本について，看護実践の一連の過程を「観察」「査定」「支援内容の明確化」「計画立案」「実行」「評価」といい，この看護実践の一連の記録をするとあります．POS（SOAPIE）は，この指針に対応できるものであると思います．

　本書が看護学生と精神科看護師の方々にとってPOS（SOAPIE）による精神科の看護記録の参考になればと思います．

2022年11月　焼山　和憲

第2版 まえがき

「ヘンダーソンモデルにもとづく精神科看護過程」は，第2版の発刊を迎えることができました．初版から数えて3年あまりの間，北は北海道から南は鹿児島の各地で講演やセミナーをとおして多くの精神科看護師の方々から，ヘンダーソンモデルのご支持をいただきました．北海道では，5時間のセミナーために片道2日間の交通時間を費やして参加された看護専門学校の先生，また東北でのセミナーでは，同じ内容のセミナーを各地で受講された熱心な看護師の方々，さらに仙台では，地震で交通手段が寸断され，日本海周りで終了間近にセミナー会場に到着された受講生など，思い起こせばありがたい限りです．

日本各地で，精神科看護過程を実践，指導している看護師，臨床指導者，看護教員の方々から，精神科看護に特化したヘンダーソンモデルはないので臨地実習で学生のテキストとして活用しているという言葉をいただきました．また，講演では，患者主体型の看護計画のデモンストレーションを行ったり，看護過程を関連図の作成から展開するといった演習を取り入れたセミナーは好評で，参加された受講生の方々から所属施設でのセミナー開催を要望されたりしました．さらに，本書を臨床看護，実習指導などで活用されている看護師の方々から，セミナーで実施している内容を改訂版で取り入れてほしいという声も多くありました．

初版では，学生が臨地実習で展開している看護過程のモデル様式を紹介し，学内の講義から臨地実習で教材として活用できる内容で構成しました．改訂版では，本書を活用されている方々からのニーズに応え，幅広く臨床看護師，臨床指導者，看護教員，学生の方々が活用できるよう，4章に「患者主体型看護計画」の説明を詳細にし，実際の計画立案のプロセス例を追加しました．さらに，7章を新しく設け，学生の方々が，看護過程のサイクルを自己学習できるよう「演習　精神科看護過程の展開」として1事例を新しく追加しました．

筆者がヴァージニア・ヘンダーソンの古典的名著「看護の基本となるもの」と出会って，早38年になります．ヘンダーソンの看護は古典的と言われます．しかし，実証研究でいまだ見いだせない神秘やロマンもあります．多くの方々から本書の支持をいただいていることは感謝の至りです．

最後になりますが，改訂版の原稿作成過程で，多忙な臨地実習の合間に事例原稿のデジタル化を快く受けて頂いた，精神看護学領域の黒髪　恵氏，石飛マリコ氏に感謝致します．

2010年12月　焼山　和憲

まえがき

　この「ヘンダーソンモデルにもとづく精神科看護過程」を執筆するに至った背景にはいくつかの経過がある.

　筆者は, 精神看護学の臨地実習で実際に看護過程を立案させている. 精神科における看護は, 患者を時間の流れで観察し看護・治療効果を評価するので, 看護過程に必要な情報も流れで把握することになる. 学生にとっての実習1週目はアセスメントから計画立案までの初期計画の期間になり, 2週目に看護計画の検討になる. 実習では学生には, 看護過程のアセスメントプロセスは, 本書で紹介している様式で展開させている. 実習時間と期間が限られているので, 学生が受け持ち患者の生活状態を短時間で把握することの困難さ, また電子カルテの導入もあり, 紙のカルテのように, 学生が自由に情報収集のために独占することが難しくなったこと, さらに個人情報保護法の関係で詳細な情報が得にくくなったことも理由である. このような背景と, 「ヘンダーソンの看護観に基づく看護過程」(日総研, 2002年)を教材として使用して頂いている方々から「ヘンダーソンの精神科バージョンを書いて下さい」と何度となくいわれたこともあり, 卒業した学生たちからの要望もあって, 今回執筆に踏み切ったわけである.

　本書の内容は, ヘンダーソンに関する他の類書で済む一般的な内容は避け, 臨床の看護師や, 看護学生が臨地実習で活用できるような実務書にしている. 看護過程の様式では筆者が実際に精神看護学の臨地実習で使用している看護計画立案モデルを紹介している. 第5章には, 統合失調症の患者の関連図を掲載しているので, 関連図の作成にあたって参考になればと思う. 周知のように, 学生諸氏が臨地実習で苦慮しているものは, 看護過程の展開における関連図の作成である. 関連図は病理的状態が生活障害へどのように影響しているのかをマインドマップのようにリンクし, 健康障害の成り立ちを予見したものであるが, 学生にとっては難しいもので, 多くの参考書を抱え作成しながら学ぶものである. 果たして精神障がい者の関連図として, 病理的状態の発症・原因から現在の健康障害まで結び付けることができるのか. これは実際にはなかなか難しいと言える. その理由は, 精神障害の発症は未だ確たるものでなく, その問題の起因や発症も他科のように当事者が健康障害を自覚でき, 認識できているものと異なるということである. 本書では統合失調症の関連図の例を示している.

　最後に, 個人情報を考慮した事例を快く提供して下さった当事者に感謝致します.

2007年9月　焼山　和憲

CONTENTS

第4章 患者参画型・患者主体型の看護計画と看護記録

ヘンダーソンの看護観にもとづく看護過程

本章では，ヘンダーソン（Virginia Avenel Henderson）の考える看護とは何か，さらに彼女は人間観をどのように捉えているのか，1 つのモデル（p.6　図 1-2）を用いて理解し，それにもとづく看護過程の構造を考えてみよう．

1　ヘンダーソンの看護観

ヘンダーソンの看護に対する考え方は次のようにまとめられる．

> アセスメントの中核となるものは，病人に対する人間観にまとめることができる．これは，看護を必要とする対象者が，何によって，基本的欲求の未充足を引き起こしているのかを明らかにする過程といえる．

　精神障がい者の病像は生活機能障害である．精神障害そのものが健康的な生活状態をベールに包み込み，実際には健康で独立している生活状態がみえないのである．ヘンダーソンが，「…人の心と身体が "完全である" あるいは "無傷である" ことがいかにまれであるかを考えてほしい．」[1] と述べているように，私たちは社会のなかで生活できるという基準に照らし，それから逸脱していないかどうかで，その人が「独立した生活状態」に自立しているか判断しているのではないだろうか．

　看護は患者が「独立した姿を取り戻す」ことに力を貸すことである．このことについて，ヘンダーソンは，「看護の第一義的な責任は，患者が日常の生活のパターンを保つのを助けること，…」と述べている．そのためには，患者が「……援助なしでできるはずの健康的な養生法（生活状態）といったものを，患者が保持したり，つくり出したりするのを助けるのである．（そして）……患者が "生活の流れ" を持ち続け

るのを助けるには，看護婦（師）こそ最もふさわしい立場にあるのである」[2]と述べている．

※下線の（生活状態）および（師）は筆者が付け加えた．

2 | ヘンダーソンの看護観を構成する2つの考え

1 | 看護師の独自機能

（1）看護師の第一義的な責任

ヘンダーソンは，「病人であれ健康人であれ各人が，健康あるいは健康の回復（あるいは平和な死）に資するような行動をするのを援助することである．その人が必要なだけの体力と意志力と知識とをもっていれば，これらの行動は他者の援助を得なくても可能であろう．この援助は，その人ができるだけ早く自立できるようにし向けるやり方で行う」[3]．そして，看護師の第一義的な責任について「……チーム全員がその人（患者）を中心に考え，自分たちはみんな第一に患者に"力を貸す"のである……」と述べている．

「看護師の第一義的な責任」とは，患者が日常の生活のパターンを保つのを助けることであり，また患者が活気を欠き無為な状態から抜け出せるような活動を与えるという援助をすることである．さらにハンディキャップとたたかう患者，あるいは死が避けられないときに厳然と死にゆく患者が"生活の流れ"を持ち続けるのを助けることである．

また，医師や看護師，これらの関係職種が患者の治療・援助・働きかけの質，量[4]などのその取り扱いを決定する立場にあるので，チーム全員が患者を中心にどのような治療・援助・働きかけを行うのかが明確にされなければならない．精神科医療における医療チームは，主に精神科医，看護師，精神保健福祉士（ソーシャルワーカー），臨床心理士，作業療法士，薬剤師，栄養士など多職種により構成されている．これらの力それぞれが効果的に働くことによって，患者を自立へと導き出せるのではないだろうか．

ヘンダーソンのいう「第一義的な責任」から，精神に障害をもつ者への手助け（援助）を考えてみると次の3点を見いだすことができる．

- 乱れた日常生活を健康的な生活パターンに取り戻すことができるよう手助けする．
- 活気がなく，好褥無為*な引きこもりがちな状態から抜け出せるような活動を見いだせるよう手助けする．
- 日常の生活が価値ある有意義なものになるよう価値ある生活の流れを持ち続けることができるよう手助けする．

*何もせず1日中寝ていることを好む状態．統合失調症の陰性症状にみられ，行動面に表れる障害の1つ．

この3点からわかるように，

「乱れた日常生活を健康的な生活パターンに取り戻すことができるよう手助けする」では医師，看護師，作業療法士などが中心となる．さらに，**「活気がなく，好褥無為な引きこもりがちな状態から抜け出せるような活動を見いだせるよう手助けする」**では，リハビリテーションが主になるので，医師，看護師，作業療法士，精神保健福祉士，栄養士，その他レクリエーション指導員などが中心となる．また，**「日常の生活が価値ある有意義なものになるよう価値ある生活の流れを持ち続けることができるよう手助けする」**にあっては，医師，看護師，作業療法士，精神保健福祉士，レクリエーション指導員などが中心となる．

　ヘンダーソンの述べる「力を貸す」とは，「看護師の第一義的な責任」の実践であり，患者の日常生活全般を援助してあげることでなく，日常の生活をするうえで患者の自立できていない（生活することに欠ける）部分の手助け（担い手）になることである．

（2）基本的欲求の充足力と限界のアセスメント

　看護を実践するには，日常の生活をするうえで患者の自立できていない部分を明らかにしなければならない．これを，「基本的欲求の充足力と限界のアセスメント」という．

①基本的欲求の充足力と限界 [5]

　「基本的欲求の充足力と限界」とは，患者に<u>何ができて，何ができないか</u>を明らかにすることである．看護師が患者に代わって基本的欲求の充足を手助けする行為ではなく，患者に不足している部分を看護師が手助けすることにより，患者が基本的欲求の充足をできることをいう．基本的欲求の充足力と限界には，a）体力が不足している，b）意志力が不足している，c）知識が不足している，d）回復に限界がある，の4つがある（表1-1）．

表 1-1 ▶基本的欲求の充足力と限界の例

□　力の不足の例
・被害妄想があり，食事の中に毒が入っていると言い，そのため食事を食べることが困難になり体力がなくなってきている．
□　意志力の不足の例
・家族の受け入れに問題があり，社会参加（復帰）することに望みを失い，自室に引きこもっている．
□　知識の不足の例
・達成不可能な職業選択を希望し，あたかも容易に就職できると考えている．
□　回復に限界がある例
・終生の病院生活にある患者など．

②基本的欲求の充足力と限界に対する「看護師の援助の様式」

「看護師の援助の様式」は，表1-2に示すように5つのレベルで考える．

看護過程の構造（図1-1）をみると[6]，患者の入院前のレベルが①～⑤のどのレベルであるかをアセスメントして，退院時には入院前のレベルに到達もしくは上回るよう目指して援助をしていくことになる．

表1-2 ▶看護師の援助の様式

・[発病前より自立している]
日常の生活管理は発病前より自立（安定）しているレベルである（つまり，発病前は病気になるもろさという不安定を抱えている）．発病前より日常活動は自己の意志力にもとづき，看護師からの手助けをほとんど必要としない．
・[自立できているが，見守りを必要とする]
「指導や手助けをしてくれる人がいないと安心してできない」といったレベルである．意志力にもとづいた行為や行動が希薄な状態で，自ら基本的欲求の充足ができるが，必要に応じて助言や声をかけたりする手助けを必要とする．
・[必要に応じて手助けを必要とする]
助言や指導により自力で基本的欲求を満たすことはできるが，自己判断による行動が不完全にあるレベルで，時折誤った基本的欲求の充足があるので必要なときに手助けを必要とする．
・[不足の部分だけ手助けする]
病的体験などにより生活障害があり，自力で基本的欲求を満たすことができない部分があり，看護師の手助け（積極的な促し）があれば基本的欲求を満たすことができる状態で，自力でできない部分に関しては働きかけを必要とする．
・[全面的に手助けする]
自分の意志で健康的な基本的欲求を充足できない状態にある．全般的に看護師の手助けを必要とする．

図1-1 ▶看護過程の構造

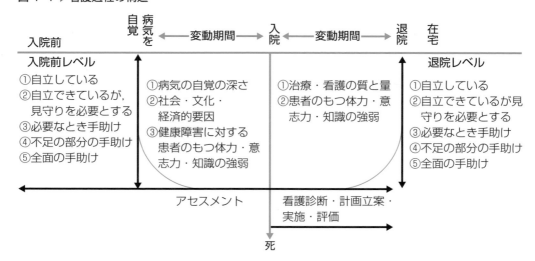

③基本的欲求の充足力と限界に対する「看護師の援助の方法」

　看護師の援助の方法は，①弱っている意志力や体力を強化することができるよう手助けする，②また誤って得た知識や薄れつつある健康学習を補う（補填する）ことができるよう手助けする，③さらに，回復しつつある生活障害や健康的な生活などが保持・増進できるよう手助けすることである．ヘンダーソンは，看護について「手助けすることである」と述べているが，彼女の看護に対する考え方に言及すると，<u>患者が自分でそのことについて，他人の力を借りなくとも，自分でできるようになるためには，患者にどのような手助けがあれば独立性を取り戻すことができるか看護師と共に考えること</u>に，彼女の看護に対する考え方の核心があると思われる．いわゆる，「してあげる」のではなく，「自分でできるためにはどうあればよいか」である．この考え方を取り入れた患者参画型の看護計画が第4章（p.73）にある．

④基本的欲求の充足力と限界に対する「手助けに必要とする資源」

　興奮状態にある患者であれば，物理的，科学的資源として，自傷他害を最小にするための行動の制限や鎮静薬などの与薬が必要である．また，心理的，社会的，福祉的資源には，家族のサポートや地域住民の受け入れ，アパートの提供，相談業務などがある．さらに，自助具加工，応用などでは，患者の健康状態に応じたリハビリテーション用具の加工，現在あるものの応用などが考えられる．

（3）基本的欲求の充足力と限界のある精神障がい者（表1-3）

　基本的欲求の充足力と限界のある精神障がい者であっても，医学的治療を施すことによって精神機能を回復するか，病気が残存していても基本的欲求の充足により満足のいく生活ができる人もいる．しかし，医学的治療を施しても，精神機能を回復することが望めず社会生活をするうえでの独立性を取り戻せないため，ある一定期間基本的欲求の充足に限界がある患者などでは，自力で基本的欲求を充足できないために，面会制限（人的），行動の制限による拘束（物的），社会的制限（行動の制限による隔離など）を受けている人もいる．このような患者にあっては，看護師は，患者の基本的欲求の充足のために援助・働きかけるだけでなく，患者の病状に合わせた適切な判断や意志決定を要求される．

表1-3 ▶　基本的欲求の充足力と限界のある精神障がい者の例

・幻覚や妄想は残存していても（それを自覚できる），満足した社会生活ができる患者
・認知症などにより，健康や重大なことについて判断したり意志決定したりするのが困難な患者
・自傷他害があり，患者の生命を保護しなければならない状態に置かれている患者
・妄想などの病的体験・精神の混乱などにより日常生活が著しく損なわれている患者
・人格の荒廃状態にある患者で終生の入院生活を余儀なくされる患者

2 | 健康な対象に対する人間観，病人に対する人間観

　ヘンダーソンの看護の定義から，健康な対象に対する人間観は「人間は呼吸，食事，排泄など，14 の基本的欲求にもとづく人間の生活行動を，自分自身のもつ体力，意志力，知識により自立して充足できる全体的な存在である」と捉えることができる．

　また，病人に対する人間観は「基本的欲求を変容させる病理的状態」および「基本的欲求に影響を及ぼす常時存在する条件」によって，患者自身のもっている体力，意志力，知識の不足をもたらして，14 の基本的欲求にもとづく人間の生活行動に変容をきたしている存在」[7] であると捉えることができる．

　ここで重要なところは，「全体的な存在」をどう捉えるかである．

　ヘンダーソンは，人間は 24 時間，14 の基本的欲求のなかから足りない，あるいは欠けている基本的欲求を充足しながら生活している存在であるとしている．図 1-2 は基本的欲求にもとづいた生活状態と病理的状態および常在条件との関連を示したものである．

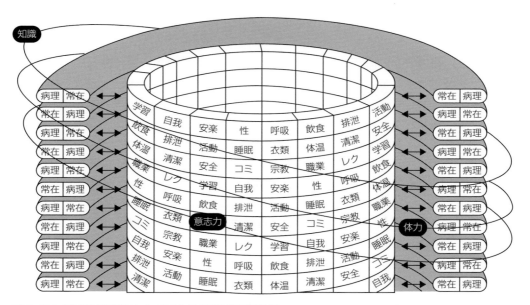

図 1-2 ▶基本的欲求にもとづいた生活状態の側面図
　　（焼山和憲：ヘンダーソンの看護観に基づく看護過程—看護計画立案モデル．第 4 版，
　　p.102，日総研，2007．を参考に作図）

　図 1-2 は，人間が 24 時間，死に至るまで 14（17）*の基本的欲求と共にキュービックのような円柱の立体で回転しながら生活している姿を示している．これに，病理的状態と常在条件が関連しながら全体像をつくり上げている．この図からわかるように，

*ヘンダーソンの 14 項目の基本的欲求に 3 項目（自我，精神的・身体的安楽，性）を加えて，筆者は 17 項目でアセスメントしている．

人間の生活は，病理的状態と常在条件の関連のもとで基本的欲求を充足しながら生活していることが理解される．基本的欲求と常在条件，病理的状態の例を表1-4に示す．

表1-4 ▶ 看護師による手助けで満たされ，また常時ならびに時に存在する条件によって変容するすべての精神を病む，特に統合失調症の患者がもっている欲求

看護の基本的構成要素	基本的欲求に影響を及ぼす常在条件	基本的欲求を変容させる病理的状態
以下のような機能に関して患者を助け，かつ患者がそれらを自ら行えるような状況を用意する	1. 年齢：産褥期，小児，思春期，青年期，成人期，老年期	1. 知覚障害 　　幻視，幻聴，幻臭，幻味，幻触，体感幻覚など
1. 正常に呼吸する	2. 病前性格，気質（個性），情動	2. 思考障害 　　連合弛緩，思考途絶，思考滅裂など
2. 適切に飲食する	控えめで，内向的，緊張が強く，人のなかに溶け込むのが苦手で非社交的，まじめ，敏感と鈍感の両面を併せもつ,小心,融通がきかないなど	3. 感情・意志障害 　　感情鈍麻，周囲への無関心，自閉，両価性など
3. あらゆる排泄経路から排泄する		4. 意欲障害 　　行動途絶，昏迷，拒絶，自発性の欠如，無為など
4. 身体の位置を動かし，または自然なよい姿勢を保持する		
5. 適度な睡眠と休息をとる	3. 遺伝環境因子，生物学的因子など	5. 自我障害 　　作為体験，思考吹入，思考奪取，思考伝播，離人感などの自己所属感の障害
6. TPOに合った適切な衣服を選び，着脱する	4. 心理社会的要因 　　家庭，職場の人間関係（ストレス），感情的な家族（EE家族）との暮らし，定年，リストラ，職場環境・職務内容の変化，失業や退職，出向，転勤，社内のいじめ，不当な評価，仕事上の失敗，都市化現象への不適応，更年期障害，思春期の心の問題，引きこもりなど	
7. 衣服の調節と環境の調節により，体温を生理的範囲内に維持する		6. 妄想 　　誇大妄想，関係妄想，罪業妄想，嫉妬妄想など
8. 身体を清潔に保ち，身だしなみを整え，皮膚を保護する		7. その他の多彩な精神症状 　　焦燥感・イライラ，激しい興奮，精神運動興奮，奇異な行動，奇怪な格好（衒奇症），独語・空笑，無意味な行動の繰り返し，攻撃的な行動，支離滅裂な言葉，不可解な返答，場にそぐわない感情表出，自分の殻への引きこもり，感情の平板化，意欲・自発性欠如，判断力の欠如，美的表現などの欠如，作業の持続性の
9. 環境のさまざまな危険因子を避け，または他人に危害や傷害を加えたりしない		
10. 自分の感情,欲求,恐怖,不安あるいは気分を表現して，他者との建設的なコミュニケーションをもつ	5. 身体ならびに知的能力 　　長身でやせ型の体型,知能低下，発達障害など	
11. 他者に迷惑をかけないよう自分の信仰に従って礼拝する		
12. 達成感と充実感を得るような仕事をする		
13. 遊び，あるいはさまざ		

まな種類のレクリエーションに参加する		低下
		快感消失・非社交性,趣味や娯楽などへの関心が薄れる,性的関心の低下または増大
14. 正常な発達および健康を導くような学習をし,発見をし,あるいは好奇心を満足させる		8. 意識状態
		昏睡,せん妄など
15. 健康的な自己の成長発達・課題および自我の強化をする		9. 基本的日常生活ができない状態
		異食,過食,拒食,多飲水など
16. 身体的・精神的・社会的問題から派生する苦痛や痛みから解放される		10. 自分・他人に対する影響
		著しい興奮・攻撃,不安・恐怖,自殺念慮・企図,衝動行為,器物破損など
17. 健康的な生殖過程の充足と,健康的な性の知と価値観をもつ		11. 本人にとって不利益をもたらすような場合
		家族状況(高EE家族),生活環境
		12. 入院治療が患者の行動や意志を制限する状態に置かれる場合
		1)入院形態
		措置入院・医療保護入院,応急入院,緊急措置入院
		2)行動の制限
		拘束,隔離,外泊・外出制限
		3)薬物治療
		副作用など
		4)精神科特殊治療
		電気ショック療法など

(V.A.ヘンダーソン著/湯槇ます・小玉香津子訳:看護の基本となるもの.p.23,日本看護協会出版会,1995を参考に筆者改変)

基本的欲求にもとづいた生活状態と「健康な対象に対する人間観」「病人に対する人間観」から，「基本的欲求に影響を及ぼす常在条件」を「人間像」として，また，「14（17）の基本的欲求にもとづく人間の生活状態」をその人固有の「生活像」として捉えることができる．さらに，「基本的欲求を変容させる病理的状態」を「健康像」として捉えることができる．すなわち，「全体的な存在」としての対象は，図 1-3 のように表すことができる．

　ヘンダーソンの看護観は，人間像・生活像・健康像を包括した「全体的な存在」としての対象と看護の独自機能から成り立っている．

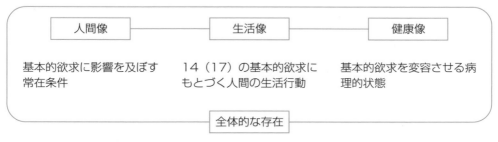

図 1-3 ▶全体的な存在としての対象

3　ヘンダーソンの看護観にもとづく看護過程システムの構築

1　ヘンダーソンの看護観による看護過程システム

　ヘンダーソンの看護観と看護過程との関連を，彼女の著書「看護の基本となるもの」を通して読み取り，ヘンダーソンの看護観による看護過程システムを構築すると次のようになる（図 1-4）．

```
┌─────────────────────────────────────────────────────────────────────┐
│ ①アセスメント                                                          │
│   1 段階　情報収集　　　基本的欲求に影響を及ぼす常在条件                    │
│                      基本的欲求にもとづいた生活状態（14 の基本的欲求の構成要素）│
│                      基本的欲求を変容させる病理的状態                      │
│   2 段階　　　　　　　　基本的欲求の未充足の発生要因を明らかにする             │
│   3 段階　　　　　　　　基本的欲求の未充足の解釈・分析と統合                  │
│                      （顕在・潜在・可能性の問題について臨床判断する）         │
└─────────────────────────────────────────────────────────────────────┘
                              │
┌─────────────────────────────────────────────────────────────────────┐
│ ②看護診断　　　　　　　基本的欲求の未充足状態の診断                         │
└─────────────────────────────────────────────────────────────────────┘
                              │
┌─────────────────────────────────────────────────────────────────────┐
│ ③計画立案　　　　　　　基本的欲求の充足・強化・補填への援助行為               │
└─────────────────────────────────────────────────────────────────────┘
                              │
┌─────────────────────────────────────────────────────────────────────┐
│ ④実施                                                                 │
└─────────────────────────────────────────────────────────────────────┘
                              │
┌─────────────────────────────────────────────────────────────────────┐
│ ⑤評価                                                                 │
└─────────────────────────────────────────────────────────────────────┘
```

図 1-4 ▶ヘンダーソンの看護観による看護過程システム

2 | ヘンダーソンの看護観の活用と看護過程

　これに沿って，ヘンダーソンの看護観がどう活用されるかを示すと，次のようになる（斜体部分は，「V.A. ヘンダーソン著／湯槇ます，小玉香津子訳：看護の基本となるもの．日本看護協会出版会，1995.」および「V.A. ヘンダーソン著／湯槇ます，小玉香津子訳：看護論 - 定義およびその実践，研究，教育との関連 25 年後の追記を添えて．日本看護協会出版会，1994.」の原文からの引用）．

①アセスメント

□**基本的欲求に影響を及ぼす常在条件**
　・*人間はふたりとして同じ者はいず，各人はそれぞれの独立の様式を作り出す．*（看護の基本となるもの p.21）
　・*特定の個人が必要とする看護は，その人の年齢，文化的背景，情緒のバランス，または身体的，知的な能力によって大きく左右する．*（看護の基本となるもの p.21）

□**基本的欲求にもとづいた生活状態**
　・*人間には共通の欲求があるということは重要であるが，それらの欲求がふたつとして同じもののない無限に多様の生活様式によって満たされるということも知らねばならない．*（看護の基本となるもの p.18）

□**基本的欲求を変容させる病理的状態**
　・*看護師が満たそうとする基本的欲求は，患者の診断名に関係なく存在するものの，診断名によって変容する．*（看護の基本となるもの p.21）

□**基本的欲求の未充足の発生要因を明らかにする**
　・「基本的欲求を変容させる病理的状態」や「基本的欲求に影響を及ぼす常在条件」

が基本的欲求の充足にどのように影響し，患者の健康問題や変化を引き起こしているかを明らかにする過程である．

□**基本的欲求の未充足状態の解釈・分析と統合**

・「力」や「意志力」あるいは「知識」が不足しているために……患者が何を欲しているかのみならず，生命を保持し，健康を取り戻すために何を必要としているかを知るために，彼の"皮膚の内側"に入り込まねばならない．（看護の基本となるもの pp.11〜12）

②**看護診断**

□**基本的欲求の未充足状態の診断と計画立案**

・看護は生活をみるものである．そもそも患者が健康障害を引き起こすに至った原因と生活様式について，どう「変える」ことが必要か，また「変える」ことが可能か，患者自身が考えていけるよう助けることである．（筆者の看護に対する考え方である）

・看護ケアは常に医師の治療計画を包み込んで，あるいは治療計画に合わせてなされる．理想的には治療計画は患者の日常生活の習慣を考慮に入れる．（看護の基本となるもの p.21）

・患者一人ひとりのケア計画はそれぞれ異なっていなければならない．（看護の基本となるもの p.25）

・何をしてでも彼の個別性を考慮に入れる．（看護の基本となるもの p.26）

□**基本的欲求の未充足状態の診断**

・"完全な"，"無傷の"，あるいは自立した人間として欠ける所のある患者（看護の基本となるもの p.12）

・基本的欲求の充足力と限界のある患者

□**基本的欲求の充足状態**

・14項目に関して，患者が助けなしに自分一人で行える状況を作り出す．（看護論 p.40）

□**基本的欲求の充足範囲**

・患者の年齢，情動状態，知的ならびに身体能力，社会・文化・経済状態およびケアがなされる場の条件が要求するそれらの要素の変化形をどこまで記述するか，その範囲を決めねばならない．（看護の基本となるもの p.24）

③**計画立案**

□**基本的欲求の充足，強化，補填の援助行為**

・体力や意志力あるいは知識が不足しているために，"完全な"，"無傷の"，あるいは自立して人間とした欠ける所のある患者に対して足りない部分の担い手になる．（看護の基本となるもの p.12）

4 ヘンダーソンの看護観にもとづくアセスメントの枠組み

　ヘンダーソンの看護観にもとづいて看護過程を展開する場合は，3段階のアセスメントで臨床判断を行う．アセスメントの枠組みは図1-5に示すとおりである．

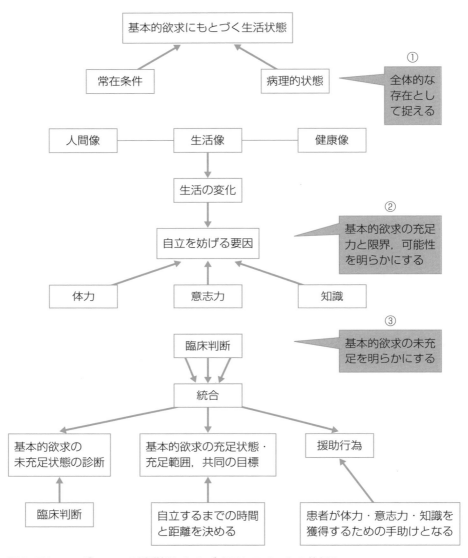

図 1-5 ▶ヘンダーソンの看護観にもとづくアセスメントの枠組み

1 アセスメントの1段階　情報収集

　ヘンダーソンの看護の基本的構成要素にもとづきながら情報を収集する．観察しながらその人の生活行為について，どう感じ，どう思ったか，そして，自分はどのようになってほしいのか，その手助けとなる要因について考える．図1-6を参考に書き表してみよう．

・基本的欲求の充足力とアセスメント

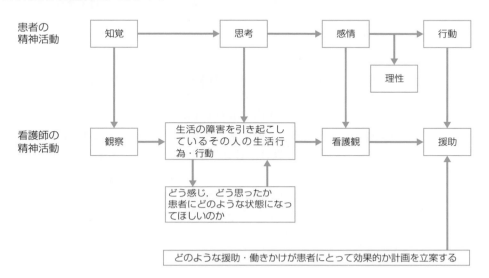

図 1-6 ▶観察からアセスメントへ
　　　　この図は患者の「できない状態にある」状況にかかわることで「することができる」ようになるためのアセスメントである

　前項のアセスメントデータを参考に，参与観察で得た情報を具体的に「生活状態」に書き表してみよう．生活状態は17項目それぞれについて，いわゆる，主観的情報，客観的情報といったラベルのような観察ではなく，「することができるか，できない状況にあるか」，つまり本人の体力，意志力，知識をもっていれば看護師の手助けがなくてもできる能力があるのかどうかという患者個人の姿を表す．
（→ p.21　演習1）

ヘンダーソンの看護は，基本的欲求にもとづき生活している存在として患者を捉え，不足している基本的欲求を満たそうとする看護論である．よって，患者の基本的欲求にもとづいた生活状態をみようとする場合は，みるだけでなく，見いだすことが大切である．例えば，排泄の生活状態をみようとする（基本的欲求の充足状態の情報を得る）なら，「Ns：排便はありましたか」の問いに，患者が「はい」「いいえ」で終わるだけの「みる」でなく，年齢からくる手足の機能は大丈夫だろうか，排泄行為に移るための移動は問題ないだろうか，病気が排泄行動に影響を及ぼさないだろうか，排泄はスムーズであっただろうかまで自ずと思い至ってたずねなければ，その人の基本的欲求の充足は「見いだす」ことはできないだろう．

2 | アセスメントの２段階　基本的欲求の未充足状態の発生要因を明らかにする

　それぞれの項目について「基本的欲求の未充足」が生じている項目については，援助の様式（レベル）を考える．このとき，例えば「全面的に手助けが必要」と思った場合にも，ただ，「全面的に手助けが必要」としないで，「どうして，全面的に手助けを必要とするのか」を考える．そして次に「基本的欲求の充足力と限界」を考える．ここでは，前項の「することができるか，できない状況にあるか」という本人の体力，意志力，知識にもとづいているかどうかの確認が重要になる．例えば「意志力が不足している」患者が健康的な基本的欲求が充足できるようになるには，具体的な援助（手助け）をどのように考えるかである．この一連のプロセスが，「基本的欲求の充足力と限界」のアセスメントになるので，患者ができていること，できていないことの観察は重要となる．

例えば，洗面所まで移動の手助けがあれば，歯磨き・洗面は「することができる」患者で，能動的起床による朝の歯磨き・洗面は「することができない状況にある」といった「基本的欲求の未充足」のある患者の場合はどう考えるか．１つの考え方は，「看護師が繰り返し促さないと朝の歯磨き・洗面をしない」といった「意志力が不足している」になるであろう．答えはこれでよいのだろうか．本人は朝の歯磨きを必要としていないのかもしれないし，歯磨きは１日のうちいつ行っているかといった確認も必要となる．

　もともと看護計画では患者の健康問題を抽出することに重きが置かれているが，精神科の看護で看護過程を展開する場合は，患者の「よいところ探し」が重要になる．ややもすると，患者の「よいところの現れ」が精神状態の再燃と間違われたりすることもある．そのためにも患者から言葉による確認を得ることも必要である．その人の考えていることはその人しかわからないものである．

3 基本的欲求の未充足の解釈・分析

　図1-7は得られた情報を解釈し分析を通して問題の所在はどこにあるのか導き出し臨床判断する過程で，基本的欲求の未充足の解釈・分析を通して顕在している問題，潜在している問題，可能性のある問題を見いだす段階である．臨床判断は，アセスメントの最終段階にあたる．この臨床判断の統合が基本的欲求の未充足状態の診断になる．この過程は，看護師の看護観が反映される部分で，患者をどのような対象として見つめているか，看護の対象を「過去」「現在」「未来」のつながりで考察する．

　では，この図1-7をもとに情報を収集し，基本的欲求の充足力をアセスメントしてみよう．（→ p.22　演習2）

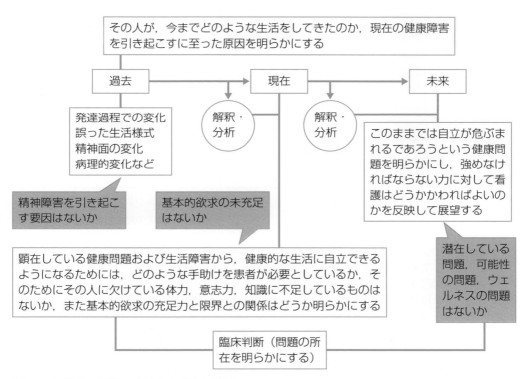

図1-7 ▶情報の解釈・分析および臨床判断

アセスメントでは表1-5のようなアセスメントチャートを利用すると便利である.

表1-5 ▶ 基本的欲求の充足力と限界のアセスメントチャート

基本的欲求の充足	具体的な生活状態	援助の様式（レベル）					充足力と限界				援助内容			必要な資源
		①	②	③	④	⑤	①	②	③	④	①	②	③	
①呼吸														
②飲食														
③排泄														
④姿勢・活動														
⑤睡眠・休息														
⑥衣類														
⑦体温・循環														
⑧清潔														
⑨安全														
⑩コミュニケーション														
⑪宗教														
⑫職業														
⑬レクリエーション														
⑭健康学習														
⑮自我														
⑯精神的・身体的安楽														
⑰性														

【看護の必要性】チャートに○で記入する

□援助の様式
① ［自立している］
② ［自立できているが，見守りを必要とする］
③ ［必要に応じて手助けを必要とする］
④ ［不足の部分だけ手助けする］
⑤ ［全面的に手助けする］

□基本的欲求の充足力と限界
①体力の充足力が不足している
②意志力の充足力が不足している
③知識の充足力が不足している
④回復に限界がある

□基本的欲求の充足力への援助内容
①強化
②補填
③保持・増進

□手助けに必要な資源
・物理的，科学的資源
・心理的，社会的，福祉的資源
・加工，応用　など

16

4 | 臨床判断から統合

アセスメントの情報収集の段階で留意すべきことは，基本的看護の構成要素（呼吸，飲食，排泄など）を1つひとつ切り離して患者をみないことである．人間は，24時間基本的欲求を充足しながら生活しているので，他の基本的欲求とのかかわりで情報収集することが大切である．そうでないと，患者を部分的に捉えることになり，基本的欲求の未充足状態の診断の誤りを招きやすい．往々にして，基本的欲求の未充足の診断の誤りは情報の不足で生じる．

> p.6 の図1-2 に示したように，その人の基本的欲求にもとづいた生活状態を観察するにあたり，1 つの現象だけに注目せず，基本的欲求を変容させる病理的状態・基本的欲求に影響を及ぼす常在条件が，どう基本的欲求の充足に影響し合っているのか，健康障害に包み隠されている生活状態との関連で捉えることが大切である．そうでないと，その人の今ある生活のありようが見失われてしまうことになる．

臨床判断は，それぞれの基本的欲求の充足状態から健康問題の本質を導き出したもので，まだ確定していない仮の基本的欲求の未充足である．臨床判断が統合されて，「基本的欲求の未充足の診断」になる．統合には，おのおのの臨床判断を再アセスメントし，優先すべき基本的欲求の未充足状態の診断を決定する能力が必要である．

5 | 統合から基本的欲求の未充足状態の診断

単独の臨床判断から基本的欲求の未充足状態の診断を同定できる場合と，複数の臨床判断から同定する場合がある．この判断過程を「同定」という．同定され看護計画に臨床診断された健康問題を「基本的欲求の未充足状態の診断」という．
（→ p.24　演習3）

6 | 計画立案

計画立案は，基本的欲求の未充足状態の診断と基本的欲求の充足状態（長期目標）と充足範囲（短期目標），共同の問題と目標および基本的欲求の充足・強化・補填行動への援助行為から構成される．

（1）基本的欲求の未充足状態の診断

「基本的欲求の未充足状態」の診断は，臨床判断を統合し同定されたもののなかから優先順位が高いものとして抽出したものである．「基本的欲求の未充足状態」の診断は，原因と臨床症状が裏付けとなって構成*される．「基本的欲求の未充足状態」の診断が同定されたなら，原因と臨床症状は，アセスメントの2段階に戻り同定された

---

*看護診断として考える場合であって，必ずしも原因と臨床症状を必要としない．

基本的欲求の情報の整理と基本的欲求の変容および未充足の発生要因の常在条件，病理的状態から臨床症状を見いだすことができる．

（2）基本的欲求の充足状態（長期目標）と充足範囲（短期目標）

　精神障害は目に見えてよくなることは少ないものである．多くは，数週間あるいは数カ月を回復に要する．前項のヘンダーソンの看護の独自機能で示したように患者は体力，意志力，知識が過剰に薄れている状態にある．特に，患者が独立性を取り戻すことができる決定的要因となる意志力が欠けていることも少なくない．そして，看護師の手助けの必要性を意識しない患者も多くいる．基本的欲求の充足状態（長期目標）と範囲（短期目標）を見定めるにあたっては，患者が今ある自分の姿を適切に受け止めることができるかどうかにも影響される．これは，看護効果を左右する影響因子にもなるからである．

　基本的欲求の充足状態（長期目標）と充足範囲（短期目標）を定めるには，いつ，どこで，だれが，どの期間，どのような援助・働きかけを行うか，患者の年齢，保護者の年齢，性別，健康のレベル，治療方針，入院形態，経済面などから援助のレベルをアセスメントし，患者はそのことを実践し達成することは可能か，そしてそのことが患者の利益になるのかを看護師の第一義的な責任として判断しなければならない．

　基本的欲求の充足状態（長期目標）と充足範囲（短期目標）の目安は次のようになる．

- **基本的欲求の充足状態（長期目標）**：解決するまでに3週間以上要する場合の目標である．

　（例）9月15日（3カ月後）までに，1日飲水量2Lで飲水管理ができる

- **基本的欲求の充足範囲（短期目標）**：解決の目安が1週間くらいで達成できる目標である．

　（例）7月5日までに，かくれ飲水を我慢できるようになったと受け持ち看護師に報告できる

　基本的欲求の充足範囲は，援助・働きかけの結果が評価できるように，いつまでに，どこで，だれが，どのような方法で，どのくらい（時間，量，期間，距離など測定できる），何がどうなるといった表現にする．

　患者の基本的欲求の充足状態と充足範囲は，看護師の援助・働きかけの質と量，患者の体力，意志力，知識および期間に影響される[8]ので，達成できるまでの期間を，以下のことに注意しながら見極めることが重要である．

　患者に表れる影響には次のようなものがある．

【看護師の過少援助で患者に表れる影響】

- ●患者が本来持ち合わせている力（残存能力）が開発されない
- ●回復へ立ち向かおうとする意志力を低下させる
- ●自分の健康面への気づきに対して（病感・病識）意識が薄れる

【看護師の過剰援助で患者に表れる影響】

- 不慮の事故を起こす可能性
- 看護師への依存心を強化する
- セルフケア能力が低下し，自己管理能力が弱まる
- 健康の自己管理力の低下
- 病院依存になり社会参加（復帰）を遅らせる

　患者の健康レベル，主治医の治療方針，性別，年齢および基本的欲求の未充足を見極め，患者と共に考え，共通の目標で患者に合った方法で援助・働きかけることが必要である．

（3）基本的欲求の充足・強化・補填行動への援助行為

　援助行為は，アセスメントの3段階で解釈・分析した看護の方向性により見定めた具体的な展開である．患者に不足している体力，意志力，知識に対して，どのようにしていったら患者の自立を導き出すことができるかの視点で具体化する．

　患者が自分であることについて，他人の力を借りなくとも，自分でできるようになるためには，どのような手助けがあれば独立性を取り戻すことができるか看護師と共に考えることである．看護師主導型の看護計画と患者参画型の看護計画では表現内容が異なる．

【看護計画の例】

「看護師主導型」看護計画の表現例

a）体力に対する援助行為

例：自分の言いたいことが言えるよう SST に参加する．

b）意志力に対する援助行為

例：社会参加（復帰）に向けて住居探しに不動産屋に行く．

c）知識に対する援助行為

例：服薬している薬の管理ができるよう薬剤師の病棟説明会に参加する．

「患者参画型」看護計画の表現例

a）体力に対する援助行為

例：SST で自分の言いたいことが言えるようになる．

b）意志力に対する援助行為

例：不動産屋で退院後の住居探しをする．

c）知識に対する援助行為

例：自分に処方されている薬がどういったものか知る．

（4）共同問題

　医師と看護師が一緒になって取り組む問題である．つまり，健康障害，検査，身体的治療，手術などに伴って生じる合併症などのことをさす．精神科では，精神状態の増悪や，治療などで患者に合併症や副作用が発症するおそれのある健康問題で，モニタリングを必要とする問題をさす．特に身体的治療として向精神薬が処方されている

場合，悪性症候群などの重大な副作用の発現に注意を向けなければならない．患者のなかには，自殺や自傷行為の可能性を秘めたうつ状態で治療を受けている人もいるので，これらの不慮の事故が発症しないよう絶えずモニタリングしなければならない．

　すなわち，精神科で入院治療を受けている患者にあっては，退院を間近に控えている患者以外は，大半の者が共同問題の対象になる．これは病気の特徴からして他の科の疾病と異なるところである．

【共同問題の例】
a）健康障害の場合
・自殺の可能性
・衝動的な自傷他害に及ぶ可能性
b）治療の場合
・錐体路症状が発現する可能性
・悪性症候群が発症する可能性
・内服薬を投棄する可能性

（5）共同目標

　共同目標は，共同問題として起こりうる合併症や健康問題を早期に発見することである．「～の変化をモニターし，～の管理をする」など，主に，医師の指示による予防と治療のための目標になる．

【共同目標の例】
a）健康障害の場合
・自殺をほのめかす会話や気になる徴候をモニターし，病棟の死角となっている場の管理をする．
b）治療の場合
・手のこわばりや，身体の動きに変化が表れないかモニターする．
・服用後の様子をモニターし，服薬時にはトイレに駆け込みがないかトイレ内を管理する．

【文　献】
　1）湯槇ます，小玉香津子訳：看護の基本となるもの．p.12，日本看護協会出版会，1995.
　2）前掲書1），p.14.
　3）前掲書1），p.11.
　4）焼山和憲：ヘンダーソンの看護観に基づく看護過程．第3版，p.111，日総研，2002.
　5）前掲書4），p.87.
　6）前掲書4），p.42.
　7）前掲書4），p.59.
　8）前掲書4），pp.111-114.
　9）V.A.ヘンダーソン著／湯槇ます，小玉香津子訳：看護論　定義およびその実践，研究，教育との関連 25年後の追記を添えて．日本看護協会出版会，1994.

演習 **1** 事例を用いて生活状態の記録のあり方について考えてみよう．
患者の生活状態の記録から個別性が見いだせない記録と見いだせる記録

事例：開放病棟で入院治療を受けている 60 歳代の男性．診断名は非定型精神病で社会参加
（社会復帰）が間近である．

表 1-6 ▶個別性を見いだせない生活状態の記録

項目	基本的欲求にもとづいた生活状態
③ 排泄	センノシド錠（チネラック）2T ／便秘
⑥ 衣類	更衣は自立で，入浴時に着替える．

> 処方された薬物だけでは患者の姿はみえない．どうあってこの薬物が処方されたのか，さらに服用して結果どうなったのか，その他には関連される副作用の有無の情報も必要となる．

> 患者が「適切な衣服を選ぶ」という衣類にかかわる生活状態を表すわけである．この基本的欲求にもとづいた生活状態からは，患者の姿はみえない．生活状態はその人固有のあるべき姿を表すことが必要だが，これは社会復帰に向けた患者すべてに当てはまる記述のようである．

　　　　表 1-6 の③排泄および⑥衣類の生活状態の記録では患者の個別性がみえない．

表 1-7 ▶個別性のみられる生活状態の記録

項目	基本的欲求にもとづいた生活状態
③ 排泄	排便回数は毎日 1 ～ 2 回あるが，11/28 から残便感と下腹部違和感があり，診断の結果センノシド錠（チネラック）2T 臨時処方する．処方薬内服で残便感はなくなったとのこと．副作用の腹痛，悪心，嘔吐などの症状はない．
⑥ 衣類	更衣は自立し，下着類の更衣はいつしているのか確認すると入浴時に着替えているとのこと．気候は冬であるが，季節にそぐわない半袖や TPO に合わない不適切な着衣はみられない．毎週土曜日には自分で洗濯機を利用して洗濯を行っている．2 ～ 3 日同じ上着を着ているときがあるが汚れたものを着ていることはない．

> 患者の現在の排泄状態から，患者の生活状態はどうであるのか適切な情報を捉えている．さらに薬物を服用した結果と副作用の有無まで観察した内容を加味している．

> 記録を読むことで，その患者の衣類にかかわる生活状態を見いだすことができる．

　　　そのときだけの情報でなく，時間の流れで生活状態を表すことができなければ患者を多面的に捉えることはできない．表 1-7 の基本的欲求にもとづいた生活状態の記録は，その人固有の姿が表されているので，生活状態から基本的欲求の未充足状態を判断する鍵にもなる．

第1章 ✚ ヘンダーソンの看護観にもとづく看護過程　　**21**

演習 2　アセスメントの演習

事例：60歳代の女性で，診断名は気分障害である．悲観的で心配性な性格である．夫とは早くに死別し，その後一人で3人の子ども（長男，次男，長女）を育てた．3人の子どもは自立しそれぞれ生計を立てている．表1-8はこの事例から「⑩コミュニケーション」の部分の記録を抜粋したものである．情報収集から情報の解釈・分析および臨床判断に至る過程を考えてみよう．

表 1-8 ▶アセスメント

項目	基本的欲求にもとづいた生活状態
⑩コミュニケーション	一人で自室にいることが多い．また他の患者とのかかわりも拒む．受け持ち看護師との対話場面では下を向いて話すことが多く，話の内容が聞き取れないことがある．病室内で，同室者たちが話しているのを聞き「私には，何を話しているのかまったくわからないから，ついていけない」と言う．キーパーソンは長男である．子どもや孫の心配をしているが，面会者はほとんどなく，入院のとき長男が区役所に手続きに行ったとき以来，来ていない．本人からも家族へ連絡していない．本人は，子どもが面会に来ないことに対して「私は，子どもたちに捨てられて一人でずーっといるから．私の育て方が悪かったのよ．子どもに迷惑をかけてすまないと思っている」と話す．受け持ち看護師が側に付き添っているときは，不安や悩みなどを打ち明けるのでコミュニケーションには支障はない．

　　⑩コミュニケーションの記録からアセスメントチャート（p.16，表1-5参照）に看護の必要性を記入しよう．

【看護の必要性】
□援助の様式
① ［自立している］
② ［自立できているが，見守りを必要とする］
③ ［必要に応じて手助けを必要とする］
④ ［不足の部分だけ手助けする］
⑤ ［全面的に手助けする］

□基本的欲求の充足力と限界
①力（体力）の充足力が不足している
②意志力の充足力が不足している
③知識の充足力が不足している
④回復に限界がある

□基本的欲求の充足力への援助
①強化
②補填
③保持・増進

□手助けに必要とする資源
・物理的，科学的資源
・心理的，社会的，福祉的資源
・加工，応用　など

表 1-9 ▶基本的欲求の充足力と限界のアセスメントチャート

基本的欲求の充足	援助の様式					充足力と限界				援助内容			必要な資源
	①	②	③	④	⑤	①	②	③	④	①	②	③	
⑩コミュニケーション		○					○				○		心理的サポート

<チャートの解説>

　援助の様式は，「②自立できているが，見守りを必要とする」になる．これは，手助けをしてくれる人がいないと安心できないといったレベルである．本人は家族の面会がないことや子どもの育て方が悪かったなどと悲観しているが，内面では家族のサポートを求めているようである．病室内の患者との会話や他の患者とかかわることを拒んでいるが，看護師が側にいることで安心しているようである．このことから，基本的欲求の充足力と限界は「②意志力の充足力が不足している」とアセスメントできる．家族の面会がないことを「子どもたちから自分は捨てられた，自分の育て方が悪かった．迷惑をかけている」と，悲観しているようである．よって援助の方法は「②補填」になる．

　家族関係に対する誤った認識が回復できるように，また，家族からのサポートを受けることができるように，どのようにしたら一番納得できるかを本人と共に考えることが必要である．

　以上から，「基本的欲求の充足力と限界をふまえた解釈・分析」は次のようになる．

　「子どもは自立し遠方で生計を立てているので，入院前から一人暮らしであった．老いての一人暮らしは寂しさもあり，入院している現在も，子どもや孫の心配をしているようである．家族の面会はなく，面会がないことを，本人は「捨てられた」と考え，そのことで不安になって悲観していると考えられる．本人はうつ状態にあり，他者と交流することを拒否し，時折一人にしてほしいと言うこともあるが，受け持ち看護師が側にいるときは，不安や「私は子どもたちに捨てられて一人でずーっといるから，……（略）すまないと思っている」といった悩みを打ち明けたりする．これは，基本的欲求にもとづいた生活状態の項目，〈⑩コミュニケーション〉にあるように，一人でいることによる寂しさではなく，家族の愛を必要としているようである．よって，家族の面会がないことの悲観と考えることができる．本人が拒否しない限り，寂しさや不安が少しでも軽減できるよう側に寄り添うことも必要であろう．まず，本人の子どもたちに対する誤った気持ちが回復できるよう手助けが必要となる．

□　臨床判断

　以上から，臨床判断は次のようになる．

【家族の面会のないことによる心の痛み】

　なお，p.163 から「ヘンダーソンの基本的看護の構成要素にもとづいた臨床判断用語」を紹介しているので参考にされたい．

演習 3 事例を参考に「統合と同定」を演習してみよう.

Q 70歳代の認知症の男性である.
この症例の臨床判断を以下に示しているので,統合(単独あるいは複数)
して,基本的欲求の未充足状態の診断を考えてみよう.

臨床判断

1. 夜間の排尿回数が増え,睡眠の充足ができない
2. 高齢であり,下肢の筋力低下とふらつきがある
3. 歩行器によるトイレ歩行であるが,間に合わず失禁することがある
4. 妻や子どものことが気になり落ち着かない
5. 入院環境に慣れないため退院を強要する
6. 家族の面会が少ないので,食欲がない
7. 食欲減退が続き体重の減少がみられている
8. 夜間の徘徊が多く,転倒予防のため夜間は個室である
9. 治療に専念せず退院を焦る

基本的欲求の未充足状態の診断

a. 転倒による外傷が考えられる
b. 可動運動の機能低下があることで尿失禁をきたしている
c. 家族の面会が少ないことによる食欲不振で体重減少をきたしている
d. 夜間の尿回数が多いことにより睡眠の充足感を得ることができない
e. 治療環境に慣れないため,治療効果を高めることができない

解答

	基本的欲求の未充足状態				
	aの診断	bの診断	cの診断	dの診断	eの診断
臨床判断の統合	2,3,7	1,2,3,8	4,6,7	1	4,5,6,9

第2章

精神看護における看護過程ガイド

精神障害に対する看護のかかわりは2つの視点から考えることができる．1つは疾患そのものによる精神機能障害にもとづいた生活力の低下が引き起こす生活障害[1]，2つめはこの生活障害に伴って生じる社会的不利益である．ヘンダーソンの看護観にもとづいた精神看護は，こうした生活障害および社会生活障害に働きかけ，どのような手助けを必要としているか，生活の自立に向けて患者と共に考えるものである．生活という概念の幅は広いが，ここではその人がその人らしく社会のなかで生きていくための手立てと考えている．そう考えると「24時間」の流れでその人の生活をみることができる．こうした，自立に欠けている，あるいは手助けを必要としている（不足している）患者の生活機能を回復させる手立てを見つけるためのツールとアセスメントの方法を紹介する．

1 看護過程のサイクル

ここでは看護過程のなかに看護診断を位置づけ，アセスメントから評価まで5つのサイクルからなるモデルで考える（図2-1）．

1 情報収集（アセスメント）の様式

看護過程を展開するためには，患者の情報を必要とする．2005年4月に個人情報保護法が制定され，看護に必要な情報の取り扱いについて規定されたが，看護学生の実習にかかわる患者の個人情報の取り扱いはまだ明確になっていないため，現状は実習施設，教育施設の独自運営でまかなわれていることも多いようである．学生が取り扱う患者の個人情報については，実習中はもとより修了後に至るまで細心の注意が必

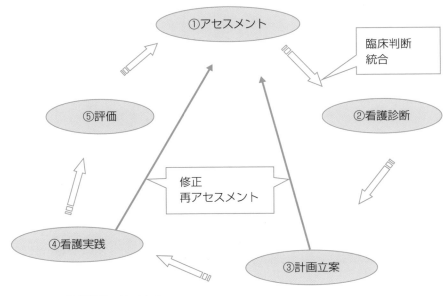

図 2-1 ▶ 看護過程のサイクル

要である.

　以下，学生が臨地実習で実際に使用している様式にもとづいて説明する．これは，個人情報保護法に準拠し，看護過程を展開するうえで必要な最小限の情報を得るための看護過程の様式である（様式1～3号）.

・看護過程　様式1号　患者個人情報
　　　　　　　　　　　基本的欲求の充足に影響を及ぼす常在条件
　　　　　　　　　　　基本的欲求の充足に変化を与える病理的状態
・看護過程　様式2号　アセスメント
　　　　　　　　　　　基本的欲求にもとづいた生活状態
　　　　　　　　　　　基本的欲求の充足力と限界の解釈・分析
　　　　　　　　　　　臨床判断
　　　　　　　　　　　統合
・看護過程　様式3号　基本的欲求の未充足状態の診断と計画立案
　　　　　　　　　　　基本的欲求の未充足状態の診断
　　　　　　　　　　　基本的欲求の充足状態・充足範囲
　　　　　　　　　　　基本的欲求の充足・強化・補填行動への援助行為

様式1号 ▶ 患者個人情報

学生氏名　　　　健康保険：　　　　No

入院　　年　　月　　日　　入院形態：　　精神保健福祉手帳　○級

基本的欲求の充足に影響を及ぼす常在条件	基本的欲求の充足に変化を与える病理的状態
1. 年齢　　歳代　　男・女 2. 性格・気質 3. 家族背景およびキーパーソン 4. 面会、外泊の頻度	1. 健康歴 1) 診断名（主たる傷病名・合併症など） ・入院に至った傷病名： ・合併症： 2) 現病歴（経過を要約してまとめる） 3) 検査データの所見（検査結果と、それの意味するもの） 4) 治療的アプローチ（身体・精神・特殊治療など）

様式2号▶アセスメント　　　　　　　学生氏名　　　　　　No

項目	基本的欲求にもとづいた生活状態	基本的欲求の充足力と限界の解釈・分析	臨床判断	統合

様式3号▶基本的欲求の未充足状態の診断と計画立案

学生氏名 _____ No _____

月日	基本的欲求の未充足状態の診断	基本的欲求の充足状態・充足範囲	OTE	基本的欲求の充足・強化・補填行動への援助行為

個人情報保護法に遵守した方法で情報収集をする．以下，前掲の様式に沿って情報収集項目について説明する．

1 │ 患者個人情報（様式1号）

（1）基本的欲求の充足に影響を及ぼす常在条件

この情報は，患者が自己の健康をどう認識しているか，これまでどのような健康状態であったか，本人の考え方などについて情報収集するが，多くは診療録や電子カルテから収集することが多い．

①個人の特定

学生の実習の場合は，個人が特定されないように情報収集する．よって，患者の氏名，生年月日，住所は記入しない．男性・女性，何歳代か，入院年，入院形態，健康保険（看護教育の立場から必要と思われる場合のみ），既婚・未婚のみを記入する．

②性格，気質

本人の性格および気質が健康回復の障害となっている場合，また，看護過程，治療的コミュニケーションを展開するうえで必要と思われる場合のみ，診療録または家族から情報収集する．

③家族背景およびキーパーソン

家族背景は，本人と家族の関係が健康回復に重要な要因になるが，こうした要因がない場合は家族背景の情報を必要としない．キーパーソン（患者の健康回復にとって重要な人）は情報として必要である．

④面会，外泊の頻度

だれが面会に来ているか，いつ来ているか，その頻度（実母が年に1回ということもある），外泊の頻度といったものは，社会参加（社会復帰）および家族の受け入れ状況を感じ取るキーにもなる．なかには，家族のもとに外泊ができないので，友人宅に外泊という例もある．

（2）基本的欲求の充足に変化を与える病理的状態

病理的状態は，患者の基本的欲求の未充足状態を抽出する事項が中心となる（ここでは，わかりやすいように患者への問いかけの形式も示した）．

①健康歴

診断名：施設で取り決められている場合は，その施設で用いられている略語などで表記してもよい．

②病　歴

診療録から簡潔に要点のみ情報収集する．

・主訴（どのような症状があって受診しましたか）

・合併症（既往歴）（これまで，どのような健康障害がありましたか）

・入院目的（何のために入院することになりましたか）

・入院までの経過（いつ頃から，今あるような症状が表れましたか）

③検査データの所見

　血液検査，心理検査その他の検査で異常所見があり，この異常値が基本的欲求の未充足状態に反映している場合は，看護過程の展開に必要な情報となる．検査データに異常所見がなければ，「○○検査では所見上特記なし」と記載するか，または記載しない．患者のなかには，水中毒やかくれ水中毒のおそれがあり，Na，K，Clなど特定の血液検査を継続していることがある．こうした検査を定期的に実施している患者にあっては，検査データに異常値がないことも情報として捉える．

④治療的アプローチ

・現在の治療内容（現在どのような治療が行われていますか）

・身体的治療の内容

　薬物治療，電気ショック療法などの特殊治療

・精神的治療の内容

　社会療法，リハビリテーション，レクリエーションなど

2 ｜ アセスメント（様式2号）

(1) 看護観察の留意点

　看護観察する際に留意する点は次のとおりである．

①看護観察は，患者と日常生活を共にして行う（参与観察）．

②精神症状がベールとなって本来ある身体障害・異常が隠されている場合がある．

③言語的コミュニケーションと非言語的コミュニケーションは一致しない．

④本来必要とする情報収集は，患者との信頼関係を形成しないとできない．

⑤検査データを手がかりに情報収集する．

⑥薬物の副作用と患者の反応・行動を比較して情報収集する．

⑦既往歴や合併症に伴って表れている症状を見逃さない．

⑧アセスメントに不足している情報や疑問点があれば，他の看護師や主治医および家族から情報を得る．

⑨回復過程が目に見えてわからないので，見逃してしまわないように注意深く観察する．

(2) 看護観察と基本的欲求にもとづいた生活状態のアセスメントの視点

①呼　吸

　喫煙の習慣，喫煙量，喀痰の有無，肺呼吸音の異常の有無，異常な咳嗽，異常呼吸，呼吸数，胸部X線・呼吸機能検査データなど

■生活状態のアセスメントの内容

- ●不安と呼吸数
- ●身体症状症や解離性同一性障害などの心の問題と過換気状態
- ●健康認識と換気の必要性の理解（知識）
- ●呼吸器感染症への予防と自立

②飲　食

　食事摂取量，食事の仕方，食事摂取時間，食生活習慣，タブー類，偏食の有無，嗜好品，異食，過食，病的絶食，拒食，盗食，食欲，水分摂取量，悪心・嘔吐，食物アレルギー，胃部不快感，腸グル音，栄養状態（肥満，やせ），食環境，検査データ，肥満度，BMI など

■生活状態のアセスメントの内容

- ●活動量と肥満の関係
- ●向精神薬の副作用と飲水量の増加
- ●薬物の副作用と食事摂取
- ●多飲水と検査データ
- ●食事摂取量と便秘
- ●活動量と水分摂取量のアンバランス
- ●感情の高揚と飲水量の低下
- ●飲水量低下と脱水
- ●抑うつ状態と食事摂取量の不足
- ●妄想と拒食
- ●血液検査データ（Hb，血清アルブミン，血漿タンパク，電解質のバランスなど）の異常値と栄養状態
- ●食事行為とセルフケア，食事に対する知識，食生活の自立
- ●食生活パターンと精神症状（病状の変化）
- ●過度な体重減少と誤ったダイエット

③排　泄

　排便習慣，回数，性状，排尿回数，量，便秘，下痢，弄便行為，便・尿失禁，排泄の失敗，異常発汗など

■生活状態のアセスメントの内容

- ●向精神薬の副作用と便秘
- ●気分安定薬および抗うつ薬の副作用と排尿の変化
- ●排便と精神症状（病状の変化）
- ●不安と下痢・頻尿
- ●精神状態と失禁
- ●精神状態と発汗

④姿勢・活動

　自閉，好褥，無為，ごろ寝，活動範囲の狭まり，歩行障害，行動の異常（奇異行為，行動静止），手指の振戦，強迫行為（不潔恐怖症など），パニック，興奮，無意味な徘徊，過活動，せん妄，常同行為，昼夜間の活動変化など

　　■生活状態のアセスメントの内容
- 精神症状の変化と活動量
- 薬物の副作用と活動量の変化
- 活動量と引きこもり
- 精神状態と活動・姿勢
- 精神状態と意欲・自発性

⑤睡眠・休息

　睡眠量，睡眠の充足感，睡眠パターン，入眠困難，夜間覚醒，早朝覚醒，昼間睡眠，入眠の工夫，夜間徘徊，就床の準備と片付け，過度な休息など

　　■生活状態のアセスメントの内容
- 精神症状と睡眠状態
- 不安と睡眠
- 精神状態の変化と睡眠パターンの変化
- 睡眠時間と睡眠の充足感
- 睡眠時間と日中の居眠り
- 就床準備と更衣の自立
- 日中活動と休息

⑥衣　類

　化粧の不自然さ，着替えや洗濯はできているか，服装の乱れ・不自然さ（衣服の適切さ），TPO に合った服装，更衣の自立，衣服の調度・違和感の有無など

　　■生活状態のアセスメントの内容
- 精神状態の変化と服装の乱れ・不自然
- TPO と衣服の調度
- 精神症状と美的表現＝精神状態の安定と美的表現の関係
- 躁状態と服装の乱れ，化粧の派手さ
- うつ状態と衣服の乱れ
- 精神状態と個性の表現

⑦ 体温・循環

　脈拍数，緊張，不整脈，脈拍の左右差，血圧，血圧の左右差，異常な発汗など
　　■生活状態のアセスメントの内容
- 感情の高揚と体温の変化
- 精神症状（陰性症状・陽性症状）と体温の変化

- 不安・心配事と脈拍数の増加
- 精神状態と血圧の上昇
- 向精神薬の副作用と発熱（悪性症候群は，解熱薬で効果がない発熱）
- 向精神薬の副作用と血圧低下

⑧清　潔

　整髪，ひげそり，入浴，洗面，歯磨き，耳掃除，爪切り，自室の掃除，整理整頓，身だしなみ，清潔行為の拒否など

　　　■生活状態のアセスメントの内容
- 精神状態と清潔行為の自立
- 精神状態と入浴拒否
- 病状の変化と美的表現

⑨安　全

　病気に支配された自傷行為，他者への攻撃・暴言，器物損壊，破壊，逸脱行為，施設の構造（死角となる箇所はないか），インフルエンザ流行時期のうがい・手洗いの励行，死にたい気持ちの表現，自殺念慮・自殺企図，いつもと異なる気になる行為，危険物の持ち込み，面会後の変化など

　　　■生活状態のアセスメントの内容
- うつ状態と自殺
- 躁状態と逸脱行為
- 不安と精神状態の変化
- 精神状態の変化と暴力
- 精神状態と感染防御の認識

⑩コミュニケーション

　会話の内容，話し方，表情，視線が合わない，緊張，身振り，声の高低，一方的な会話，興奮，他者との会話，無言，意味の疎通性，幻覚・妄想に支配された会話，過干渉，孤立，孤独，依存，甘え，自我防衛反応の表れ，家族との関係，医療者との人間関係，キーパーソンの存在，退院後の引き受け状況，家庭内での役割存在，家族の世代交代，相手に対する配慮，場の状況判断など

　　　■生活状態のアセスメントの内容
- 思考障害とコミュニケーション
- 幻覚・妄想と他者との交流
- 躁状態と他者への過干渉
- 精神状態の変化と人間関係

⑪宗　教

　宗教，宗教妄想に支配された異常行為・行動，礼拝行為など

■生活状態のアセスメントの内容
- 精神状態と宗教行為
- 宗教行為と健康認識
- 宗教行為と他者への迷惑

⑫職　業

　入院前の職業，退院後の就職先，職業に対する不安，生活の糧としての仕事の認識，退院後の目標，福祉機関の活用，飲酒行為と職業離脱，非現実的な職業志向など
　　　■生活状態のアセスメントの内容
- 病気の理解と職業選択
- 退院と職業
- 飲酒行為と家族・社会

⑬レクリエーション

　趣味，気分転換の仕方，時間の使い方，院内行事への参加，引きこもり，テレビや新聞への関心，ドラマに対する喜怒哀楽の感情表現，非現実と現実の区別など
　　　■生活状態のアセスメントの内容
- 活動意欲とレクリエーション
- 病状の変化と余暇活動への参加
- 陰性症状と喜怒哀楽
- 活動の偏りと関心
- 活動の不参加と病気への逃避

⑭健康学習

　入院に対する認識，病識・病感，現実の認識，アドヒアランス，治療の必要性，身体的治療，服薬，服薬の自己中断，内服薬の自己管理，治療に対する不信感，入院環境への適応，病気との共存など
　　　■生活状態のアセスメントの内容
- 精神状態と病識
- 精神状態と入院受け入れ
- 病識と治療不信
- 病気の理解と医療スタッフへの攻撃
- 健康のレベルと服薬管理

⑮自　我

　自我機能の働き，自己存在の実感，他者に対する配慮，感性の安定性，生活の意欲，我慢できるか，仕事・活動の持続性，必要以上の金銭の要求，入院していることを好む，病的興奮など

■生活状態のアセスメントの内容
- 精神状態の変化と自我状態
- 精神状態と生産的な活動
- 社会生活と自立

⑯精神的・身体的安楽

　　納得している入院治療か，家族の不安・心配，家族からの愛情，面会・外泊の頻度，退院への喜び，生活の糧や生活信条，自己の意志に逆らった行為・行動など
　　　■生活状態のアセスメントの内容
- ストレス（疲れ）と精神状態の悪化
- 家族関係と社会的孤立
- 精神状態と病的行動
- 入院と家族関係

⑰性

　　性に対する逸脱行為，脱線行動，過度な接触・接近，卑猥な会話・行為，男・女の性の認識など
　　　■生活状態のアセスメントの内容
- 理性が伴わない卑猥行為と自己尊重
- 性に対する認識・価値観
- 他者迷惑と過度な接近・接触

　　なお，「基本的欲求にもとづいた生活状態」の観察は，第3章でよりわかりやすく，質問形式でアセスメントのポイントを示しているので参考にしてほしい（p.41）．また，「基本的状態にもとづいた生活状態」の記録のあり方については，第1章ヘンダーソンの看護観にもとづく看護過程の構造で紹介している（p.13, 21）.

（3）基本的欲求の充足力と限界の解釈・分析

　　患者がもつ健康障害について，問題解決および対処能力とその限界に関する情報をふまえて解釈・分析する．解釈・分析過程において，患者が自力で基本的欲求を満たすことができているか，またできていない場合は，その原因となっているものは何か，精神障害から派生する生活機能障害，障害の成り行きの予測を含めて，その人固有の健康問題を解釈・分析する.

（4）臨床判断

　　解釈・分析の過程から導き出された健康問題で，顕在している問題，潜在している問題，可能性のある問題，健康を高めるための問題などが導き出される.

（5）統 合

　関連する因子を統合する過程である．1つあるいはいくつかの臨床判断が関連し合って，どのような基本的欲求の未充足を引き起こしているか同定する．この過程で，患者によっては，いくつもの基本的欲求の未充足状態の診断があがる場合がある．実際問題として，あがった基本的欲求の未充足状態の診断すべてを計画立案し，同時に実践することは難しいと思われる．そこで，計画立案に取り上げる場合は，どの基本的欲求の未充足状態の診断を優先して実施するか，その優先順位を考慮する．

3 ┃ 基本的欲求の未充足状態の診断と計画立案（様式3号）

（1）基本的欲求の未充足状態の診断

　看護が対象とする範囲で，統合から最終的に導き出された健康問題である．顕在している問題，潜在している問題，可能性のある問題，共同問題などが記載される．計画に立案する場合は，優先度を考慮して記載する．

（2）優先順位を決める

　多くは，マズローの5つの階層やヘンダーソンの基本的看護の構成要素に当てはめるが，下左のように必ずしも画一的には決められない．ヘンダーソンの14（17）の基本的看護の構成要素を使用する場合は下右のようになる．

マズローとヘンダーソンの欲求の比較

マズローの基本的欲求	ヘンダーソンの基本的欲求
自己実現の欲求	11，13，14，15
承認の欲求	12，（11，15）
所属と愛の欲求	10，16，（11，17）
安全の欲求	6，7，8，9
生理的欲求	1，2，3，4，5，17

（　）は含まれると思われる欲求である

ヘンダーソンの欲求による優先順位

〈優先度〉
高 ↑
1，2，3，4，5
6，7，8，9
10，11，14，15，16
12，13，17

●優先度の考え方

① 医師の治療方針からかけ離れない．

② 精神保健福祉法にもとづく行動の制限がある場合はこれを優先する．

③ 自傷他害など身体面や生命にかかわる場合はこれを優先する．

④ 看護師の考える優先と患者が望む優先は，必ずしも一致しない．

⑤ 患者の精神状態や回復状態を考慮する．

⑥ 他の医療スタッフの検査・治療計画と共同したものである．

⑦ 健康面，治療上支障がないかぎり，患者や家族が望むケアを優先する．

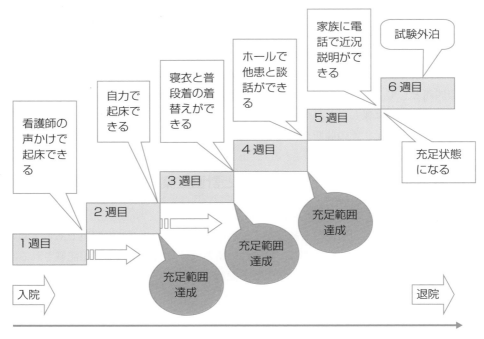

図 2-2 ▶基本的欲求の充足状態・充足範囲の流れ

（3）基本的欲求の充足状態・充足範囲

　患者が達成（自立）するまでに至る期間であり，基本的欲求の未充足状態の診断を評価する期日を定めることである．よって，評価できる表現が求められる．図 2-2 は，好褥傾向にある患者が試験外泊までに移行する段階を，充足範囲（1 週目）から充足状態（6 週目）まで例示したものである．

①基本的欲求の充足状態・充足範囲の構成要素
　・患者の立場で具体的に，患者が達成できていることを示す行動で表す．
　・単一で表現する．複数で表現しない．
　・行動を測定（時間，距離，量などを特定）できる基準を設ける．
　・患者が達成できる期日または時間を設定する．

②基本的欲求の充足状態・充足範囲の尺度
　・基本的欲求の充足状態：長期目標で 3〜4 週間くらいで達成可能．
　・基本的欲求の充足範囲：短期目標で，1 週間程度で達成可能．

③充足状態・充足範囲の表現の方法
　・抽象的でなく具体的な特定の行動を表す．
　　例えば，「服薬の自己管理ができる」では，どのように自己管理しているか説明できない．「朝，昼，夕薬の飲み忘れがない」「看護師に毎食後に，服薬したと報告できる」などのように具体的に表す．

・看護師の行動でなく，達成できている患者の行動を表す．

「身の回りの整理整頓ができるように援助する」では患者の自立は望めないので，「身の回りが整理整頓できる」とする．

・看護師の理想とする期待を目標に掲げない．

患者に退院する自信がないのに，「退院へ向けた試験外泊ができる」とはできない．

・修正・変更

退院に向けて頑張っていたが，退院することが心配で不安になった患者であれば，まず不安が解消されることが優先される．「退院に向けた不安がなくなったといえる」に修正・変更する．

3 看護実践 （基本的欲求の充足・強化・補填行動への援助行為）

基本的欲求の充足・強化・補填行動への援助行為の実践である．いわゆるヘンダーソンの原義とされる生活行動援助である．

1 援助行為の種類

援助行為の種類には，看護師の責任の守備範囲で行う直接的援助行為と，医師と共同で行う間接的援助行為がある．

①観察活動

治療・看護効果を測定したり，評価したりする看護観察活動がある．

②身体的援助

患者の力を強めるための援助である．

③精神的援助

患者の回復しようとする意志力を強める援助である．

④教育的援助

患者の健康意識の知識を高めるための援助である．

⑤間接的援助

患者の健康問題に対して医師と共同で看護師が行う援助である．この問題は合併症の早期発見などのモニタリングが中心となる．

2 援助内容の記載にあたり留意すべき点

援助計画には患者の年齢，性別，教育背景，健康レベル，精神状態，患者の価値観などを組み込む．また，援助内容が，その人に合ったものでなければならない．例えば，文字を読むことができない患者に，詳細な日常生活の過ごし方のパンフレットは不要である．

記載は，看護師主導型援助計画と，患者参画型では行動の示し方が異なる（第4章，p.73を参照）.

4 評 価

看護過程の最終段階である．患者の視点に立てば，看護師の実施した看護行為に対してどのような評価ができるかを明らかにする段階である．看護師の立場からすれば，実施した看護行為に対して患者がどのように変容・変化したか評価することである.

要約すれば，次の3点である.

①**体力は強まったか**

(例)・1日，病院周囲を30分散歩するようになった.

・飲水が，自力で1日2L以内に制限できるようになった.

②**意志力は強まったか**

(例)・退院に向けて，外出や買いもの，SSTに参加するようになった.

・買いものをするたび，小遣い帳に品目と金額をつけるようになった.

③**知識は高まったか**

(例)・服薬を止めず継続することが自分の病気の回復を左右することがわかった.

・幻聴と幻聴でない内容の区別がつくようになった.

【文 献】

1) 臺 弘：精神疾患. リハビリテーションプログラムとその効果(13). 医学のあゆみ, 116(5)：538-544, 1981.

2) 大熊輝雄：現在臨床精神医学. 改訂第10版, 金原出版, 2005.

3) 昼田源四郎：分裂病者の行動特性. 金剛出版, 1993.

4) A.H.チャップリン著／佐久田 勉監訳：サリヴァン治療技法入門. pp.1-4, 星和書店, 1993.

5) 永峰 勲, 他：精神医学. 中外医学社, 2004.

6) 野村総一郎, 樋口輝彦編：標準精神医学. 医学書院, 2005.

7) 鈴木國文, 他：社会機能からみた統合失調症. 精神科治療学, 18 (9)：1003-1070, 2003.

8) フランク・ゴーブル著／小口忠彦監訳：第3勢力 マズローの心理学. 産業能率短期大学出版部, 1972.

第 **3** 章

ヘンダーソンの看護の基本的構成要素にもとづいた精神看護

本章では，ヘンダーソンの看護の基本的構成要素にもとづいて，統合失調症の生活障害はどのような姿で表れるか説明し，アセスメントの視点として基本的欲求の充足状態と観察の視点を取り上げ，その援助方法まで包括的にまとめた．

1 精神症状のアセスメントの視点

　精神障がい者は，日常の生活を困難にする「生活のしづらさ」[1]をもっている．この「生活のしづらさ」を引き起こしているものが精神症状である．この精神症状には，その病気だけに表れる特異症状（中核症状）と病気になっている人に広範に表れる非特異症状（周辺症状）がある．「精神看護は観察に始まり，観察に終わる」といわれるように観察は最も重要で，この観察の仕方によっては患者理解に偏りが生じるおそれがある．

●精神状態の見方　－精神症状・行動の変化に気づく－

　陽性症状には，幻覚（知覚障害），妄想（思考障害），思考奪取，自我意識の障害がある．陰性症状には，感情鈍麻，感情の平坦化，思考・会話の貧弱，自発運動の減退，喜怒哀楽といった感情の障害，意志・意欲・欲望の障害，社会的引きこもりなどがある．認知機能障害には，情報処理能力（受信技能―処理技能―送信技能）の障害，注意力・記憶力・集中力・計画力・記憶・学習の障害がある．心因論，身体論の分類には，シュナイダーの一級症状・二級症状，ブロイラーの基本症状およびクロウの陽性症状Ⅰ型と陰性症状Ⅱ型がある（表3-1）．大熊[2]，昼田[3]は，統合失調症の患者が不適応状態に陥る前には前駆症状があり，昼田は，精神症状は行動の変化として表れ

るという．一般的にこれらの行動の変化は，彼たち（統合失調症患者）と日常生活を共にすることで気づく変化である．看護師は，患者の外観や行動を観察して，背後にある精神状態をアセスメントする（表3-2）．観察の方法には，患者と距離を置いて

表 3-1 ▶統合失調症に特有な精神症状の心因論，身体論の分類

・シュナイダーの一級症状，二級症状	
一級症状	二級症状
1. 思考化声	一級症状にみられない幻覚，妄想着想，抑う
2. 対話性幻聴	つ，爽快気分，困惑など
3. 自分の行為を口に出して批判する幻聴	
4. 身体への影響体験	
5. 思考奪取，思考への被影響体験	
6. 思考伝播	
7. 妄想知覚	
8. 作為体験	

・ブロイラーの基本症状	
基本症状（特異症状）	副次症状（非特異症状）
1. 連合弛緩（滅裂思考が代表的である）	1. 幻覚
2. 感情障害（感情鈍麻・感情の平担化など）	2. 妄想
3. 自閉	3. 緊張病症候群　など
4. 両価性	4. 躁うつ的な色彩をもった感情の波
	5. 身体症状（不眠，体重減少，頭痛，めまい，振戦など）

・クロウの陽性症状・陰性症状	
1. 陽性症状　Ⅰ型	2. 陰性症状　Ⅱ型
普通の状態では起こりえない症状である．	通常存在している機能が低下した症状である．
1）幻覚	1）感情の平坦化
幻聴，幻視，幻臭，幻味，幻触，体感幻覚がある．統合失調症では幻聴が多く，内容は，自分の悪口・非難など不愉快なものが多い．	自分や周りに関心がなくなる．
2）妄想	2）思考や会話の貧困
一次妄想である妄想知覚，妄想気分	話や会話のまとまりを欠き，思考が低下する．
周囲のことを関係づける関係妄想（恋愛妄想など）	3）感情鈍麻
3）思考形式の障害	喜怒哀楽が薄れる．
思考化声，思考吹入，思考伝播，思考奪取など	4）意欲障害
自発性がなくなり，無為状態になる．	
4）奇異行為	5）注意障害
緊張病症候群（興奮，不安，恐怖，衝動行為と昏迷），カタレプシー，拒絶症，常同症，衒気症など	注意散漫となり状況判断が困難となる．
	6）非社交性
	人とのかかわりを避け，引きこもる．

表 3-2 ▶ 精神症状のアセスメントに必要な一般的な内容

Ⅰ　アセスメントに必要な一般的観察指標	
1. 日常の基本的生活習慣	4. 意識状態
1) 外観から観察できる身体面	見当識, 昏迷, 人物誤認など
栄養状態, 身辺の清掃・清潔行為, 姿勢, 錐体路症状などの薬物副作用の発現の有無など	5. 社会生活行動・態度など
	1) 院内活動
2) 食行為	自発性の有無, 声かけや働きかけを必要とするなど
食事する時間の早さ, 拒食, 偏食, 過食, 盗食など	2) 自己を取り巻く周囲への関心
3) 排泄行為	新聞, テレビへの関心, 周りの出来事への関心の有無, 必要以上に関心を示すなど
排泄後の始末, 失禁の有無, 月経の始末, 弄便行為など	3) 自己を取り巻く周囲の人への関心
4) 睡眠状態	自室への引きこもり, 同室者との会話の有無, 孤立, 異性を避ける, 特定の人のみ関心を寄せるなど
寝つきが悪い, 早朝覚醒, 不眠, 日中の眠気, 過眠など	4) 活動療法 (作業, レクリエーションなど) への参加
5) 美的表現	関心を向けない, 拒絶, 声かけや働きかけを必要とするなど
整髪, ひげそり, 耳そうじ, 爪切り, 化粧, 衣服の調度など	5) 態度
6) 服薬行為	自己中心的, 回避的, 攻撃的, 過度な遠慮, 他人に対する配慮, 社交的, 距離の接近など
拒薬の有無, 服薬の自己管理, 飲み忘れなど	6) 人間関係 (医療従事者, 家族など)
2. 会話, 行動	甘え, 唐突的なかかわりはないか, 過度な接触, 回避的, 拒絶, 攻撃的, 自己中心, 自己主張, 無反応など
会話中の表情や話し方, 会話の途絶, 不自然な姿勢, 動作など	
3. 感情の起伏	
喜怒哀楽の有無, 気分の午前と午後の変化, 意味を見いだせない感情表現など	

Ⅱ　病状が悪化する前の精神症状の変化	
1. 緊張した症状, 暗い表情, 疲れた表情	4. 焦燥感, 不安感, 落ち着かない
2. 作業や行動の鈍さなど活気がなくなる	5. 食欲不振, 不眠
3. 集中力の低下, 気が散りやすい, ぼーっとしている	6. 混乱した言動
	など

Ⅲ　行動の変化 [2] のアセスメント (精神症状, 病状が悪化する前の精神症状と重複しているものは割愛している)	
1. 一度に複数の課題をこなせるか, また直面すると混乱しないか	9. 世間的・常識的な考えを持ち合わせているか
2. 物事の段取りをつけることができるか	10. 人の話題に共感できるか
3. 物事を臨機応変にこなすことができるか	11. 一方的な思い込みはないか
4. 融通性を持ち合わせているか	12. 話の主語はあるか
5. 新しい環境の変化に慣れることはできるか	13. 内緒ごとや秘密はもてるか
6. リラックスした態度でかかわることはできるか	14. 考えが先走ったり, 気落ちが焦ったりしないか
7. 冗談は通じるか	15. 同じ失敗を何度も繰り返していないか
8. 自己の現実を吟味できるか	16. 他者の動きに伴うことはできるか (同じ行動がとれるか)

観察する傍観的観察，患者に働きかけながら行動を共にする関与しながらの観察[4] がある．

　統合失調症は生活障害といわれているように，われわれが日常・社会生活で戸惑いなく送る基本的生活習慣，会話，行動，感情の起伏，意識状態，社会生活での行動・態度などに困難を伴うので，一般に精神状態の把握はしやすい．

2　基本的構成要素にもとづいた精神看護の視点

　統合失調症は，幻覚・妄想などの陽性症状が治まっても，次のような生活上の困難を伴うことが多いといわれる．

● 家庭や仕事などさまざまな社会生活のなかでのストレスに対する弱さをもっている．
● 他者に対する意思表示が苦手で，自分の気持ちをうまく相手に伝えることが苦手である．
● 人付き合いが苦手である．
● 困難な状況に出合ったとき，その場から逃げ出す．
● 複数の作業を臨機応変にこなすことが苦手である．
● 1つの作業を行うにしても完成まで行き届かないことが多い．

　こうした患者の姿は，周囲からしてみれば，意欲や自発性が乏しい生活習慣だけが目についてしまう．しかし，その人に合った仕事や力に応じて働ける場所，困ったときに相談したりや話し合ったりできる友人などがいれば，「やりがい」や「いきがい」となる生活の糧を見つけ出すきっかけや，新たな生活過程を築くことができるようになる．このような特徴をもつ統合失調症患者を支援していくにはどうすればよいか，考えてみよう．

(1) 呼　吸
<生活障害>
　今日の病室はエアコンの設置で，屋内の空気や温度はもとより湿度までコントロールされている．統合失調症では，現実検討能力が障害されることによって現実と非現実の判断に欠け，区別がつかなくなっている状態にあるので，屋内環境の調節や健康の自己管理への関心は向かないため，冬場の乾燥や咽頭部の違和感などを訴える者は少ない．特に，高齢者や肺炎，喘息などの既往をもつ患者では容易に風邪を引きやすく，インフルエンザのシーズンでは院内感染による蔓延を引き起こしかねない．呼吸機能の悪化は仰臥位での呼吸さえも困難にさせ，二次障害として睡眠障害を起こさせることもある．

<表組み>
<基本的欲求の充足状態>
・組織への酸素供給が十分である
・呼吸が安楽に保たれている

<アセスメントのポイント>
・異常な呼吸や咳嗽はしていないか
・不健康な環境（過量な副流煙のある環境）で談話をしていないか
・自室の換気はできているか
・息苦しさはないか
・胸部 X 線写真および呼吸機能検査に異常はないか
</表組み>

<援助行為>

　呼吸機能は，代謝に必要な酸素を身体組織に供給し，代謝産物である二酸化炭素を体外に排出するという，生体の生命維持のためにはなくてはならない機能をつかさどる．援助行為の第一の目的は，患者の呼吸状態を正常に保ち，呼吸の困難によって生じる二次障害を防ぐことである．

　幻想や妄想，自我意識障害などの精神症状や，二次的な感染により，生命維持に危険な状態や呼吸困難がないか観察し，必要時には酸素マスクを装着させ，安楽な体位にするなどのケアを実施する．

(2) 飲　食

<生活障害>

　拒食の原因は幻覚妄想によることが多い．幻覚妄想（幻味・幻臭）による拒食は，事件報道に影響されることもままある*．

　＊ 1961 年に某大学付属病院で生じたタリウム集団中毒事件の報道後では，患者が「この食事の中にタリウムが入っている」といって拒食したり，1994 年の松本サリン事件後では「このご飯からサリンのような変な臭いがする」などと訴えたり，1998 年の和歌山カレー毒物（ヒ素）混入事件後では「今日のカレーライスにはヒ素が入っている．ここの院長は俺を殺そうとしている」と言って食事を拒んだりする患者が多々いたようである．

　飲食行動・行為の異常では，異常な食欲のため無謀な過食や，反対に食べることを拒み異常なやせを望む患者がいる．なかには，水や清涼飲料水を多量に頻回に飲む多飲水の患者もいる．多くは水中毒あるいは，かくれ水中毒患者として看護されている．1 日に数 L 以上の水分を摂取し，1 日の尿量が 10L に及ぶこともある．体重の日差が 7kg 以上になると水中毒によるけいれんが生じることもまれでない．自力で食事摂取のできる患者では，手づかみ食，一気食い，ばっかり食，異食（ガラス，石，土，昆虫，ティッシュなどを食べる）などがある．食行為の問題として，盗食による人間関係の破綻がある．これは，病的に理性に伴った行動がとれなくなっている状態である．

　昏迷状態や自発性の低下，意欲低下などの症状によって食事に対して関心を示さなくなり，食事をすることができなくなり，食事が楽しいと感じられないといった基本的欲求の欠如が生じてくると，1 日の活動に必要なエネルギーを十分に摂取できず，栄養摂取量が減少し，体重減少，活動意欲の低下，過度になると栄養バランスが崩れ，低アルブミン血症や貧血を引き起こしたりする．また，水分摂取が十分でないので，

容易に脱水症状や電解質のアンバランスなどを発症したりする．ひいては，栄養失調状態・免疫力低下による易感染状態を引き起こし，生命さえも脅かすようになる．

<基本的欲求の充足状態>
・活動に必要なエネルギーを摂取している
・身体の代謝機能が正常に働いている
・適切に組織へ栄養補給がされている

<アセスメントのポイント>
・食前の手洗いはできているか
・食事の時間を守ることはできているか
・自分の意志で食事をしているか
・咀嚼と嚥下はスムーズであるか
・一気食いなどでむせたりするようなことはないか
・他の人と和やかな雰囲気で食事をしているか
・理性に伴わない拒食はないか
・食事の充足感を得ることはできているか
・異常なほどのやせ願望はないか
・かくれて間食などしていないか
・過度な食欲はないか
・必要以上の飲水制限をしていないか
・過度な飲水はないか
・食事の仕方に対して違和感はないか
・偏りのある食行為はないか
・食物アレルギーはないか
・著明な体重の増減はないか
・栄養に関する検査データに異常はないか
・栄養・飲食に関する不利益な問題行動（盗食など）はないか

<援助行為>
　　人間の身体は，体内に取り込んだ食物を代謝しながら生きていくためのエネルギーを産生している．
　　飲食は体力をつけるために必要な基本的欲求で，生活していくためには不可欠なものである．ことに体力の低下を予防するには十分な食物・水分摂取が必要である．患者の食生活習慣，食欲の有無，食事への関心はあるかなどよくアセスメントすることが大切である．患者の食行動・行為に疑問を感じたなら，患者から確認することが大切である．食事の時間になればアナウンスだけでなく，必ず声をかけることは必要である．また，摂取が進まないときは理由を聞き，可能であれば患者の好む飲食物を用意したり，自己購入したものや家族がつくったものなどを勧めたりするなどの配慮を怠らない．また和やかな雰囲気で食事ができるよう，声をかけ食事に興味を抱かせる．なかには，被害妄想のある患者もいる．幻覚妄想による拒食患者では，気になる事柄を長々と訴えることもある．このようなときは，患者の訴えをよく聞いたうえで摂食

を勧めるのがよい．筆者の経験では，被害妄想にもとづいた拒食では，「俺のご飯の中に毒が入っている．俺を毒殺しようとたくらんでいる」と拒食した患者と，「この病院で出されている食事全部に毒を入れている．他の患者には毒消しを飲ませて俺だけ毒殺しようとしている」と拒食した患者がいた．先の患者の拒食では，安全であることを伝え，自分が先に食べてみせる，隣の患者に理由を説明して食膳を交換するなどして，安心させる方法を講じた．後の患者では，説明や説得は無理なので，本人を食事の調理準備になる時間に，衛生管理にもとづく防備で調理室に入れ，料理を確認させる方法を講じた．拒食状態にある患者の援助は，原則的に患者と看護師の信頼関係が第一である．看護では，とにかく根気よく摂食を勧めることが第一である．患者によっては食物を口に運んでは一口ごとに休み，運んでは休みして，摂食行動が継続せず長時間に及ぶことも珍しくないので，食事介助にあたっては，このことをよく心得ていることも大切である．

　昏迷状態にある患者では，意志の表出がほとんど認められず刺激に対する反応もなく，身動きひとつないため，食事をすることができず生命の危険さえある．また，栄養低下から免疫力の低下が生じて，容易に2次感染を引き起こす可能性や，食事の摂取がないということは，飲水も十分に行われていないので脱水が生じる可能性も危ぶまれる．

　本来，飲食行動・行為は，その人の生育してきた生活環境や文化，これまでに獲得してきた生活習慣などによって大きく左右され，個人差も大きい．しかし，統合失調症の急性期にある患者では，食事を摂取する時間も量も一定せず，無摂食行動や通常では想像しがたい奇異な行動をとる場合も少なくない．昏迷状態にある患者では，意志の発動が欠けている状態であり，自ら口を開けることも，箸を持つことも，噛むことも，飲み込むこともできなくなっている．意志の発動をアセスメントしながら，スプーンで少量ずつ食事の介助を試みる．無摂食状態が続くようであれば，生命の危険性を考慮し点滴などで栄養状態の確保を行う．精神運動興奮状態にある患者では，食べていても立ったり座ったりして，食事をするどころではなく，まったく落ち着いていられない．このような状態にある患者では，場合によっては，食事に集中できるように，他の患者からの刺激が少ない別な所で，一人で摂食してもらうなどする．

　入院している患者のなかには，水中毒やかくれ水中毒の患者がいる．水中毒は，多量の飲水や抗利尿ホルモン分泌異常により，血漿浸透圧が低下して生じる．この際，細胞外液が低張性のため蓄積した水分の大部分が細胞内に移行して，水分過剰状態になり，低ナトリウム血症を起こす病理である．水中毒を引き起こす原因には，幻覚・妄想によるもの，向精神薬の副作用による口渇に起因するもの，多量な飲水の継続などがあるが，原因はまだわかっていない．向精神薬が開発される前からあるといわれているので，心因性も否定できない．水中毒の発生はいつ，どんな状況下で起こるかわからないので，気になる患者にあっては，日常の飲水行動を観察し，定期的な一般臨床検査や体重・腹囲を朝夕測定するなどして，多飲水患者を発見，水中毒を予防することに努める．

(3) 排　泄

<生活障害>

　　統合失調症の昏迷状態は，意志の発動性の低下により，刺激に対する反応が欠如している状態である．そのため，移動動作や行動をすることができないために，排泄行動・行為に障害が生じる．幻聴・妄想などに没頭することによる失禁や，強度の抑うつ状態や昏迷で尿意を感じてもトイレに移動できずに失禁に至ることもある．また，精神状態の悪化時は排泄後の始末や手洗いも困難である．病状によっては，排泄後の始末をすることができない，放尿や放便の際に衣服を汚染する，弄尿・弄便をする，妄想や幻聴で外陰部や尿道への自傷行為や異物の挿入などによって排尿機能障害を併発するなどもあり，千差万別である．

　　昏迷の場合は，失禁もみられるが，多くは便秘になる．便秘の場合，下剤により排便を促すが，下剤に対する精神的依存や長年の多剤大量療法で巨大結腸症になることもある．幻覚・妄想のある患者では「下からだれかが見ている」などと言ってトイレに入ることを拒み，床に排便する者もいる．排泄行為が妊娠妄想と結びついて「お腹に子どもが宿っている」「トイレに行くと流産したりして大変なことになるから，今は行けない」と言って排泄拒否をすることもある．ある患者では，トイレに入る前に一連の儀式を行うなど，人目には奇異としか受け取れない行動をとることがある．

　　幻覚・妄想が激しく便意を意識できない患者や，便意はあっても昏迷などの症状がある患者では，便秘による自覚症状を適切に表現できないことも少なくない．排便を抑制し続けることで次第に排便反射の機能そのものが減弱し，場合によっては消失してしまうおそれさえもある．便秘の多くは，食事摂取量の減少や水分の自己制限，偏食，不規則な食生活習慣，運動量の減少，抗精神病薬の副作用と関連している．抗精神病薬の副作用では，麻痺性イレウスを起こす可能性もあるが，患者のなかには，まったく自覚症状を訴えない者もいる．

　　排尿は，飲食減退の状態が続くことにより，体内に必要不可欠な水分量を保てず，尿量が極端に減少し，電解質のバランスが崩れ，さらに膀胱炎を併発することもある．また，患者によっては抗うつ薬の副作用により尿閉をきたす危険もある．逆に，多飲水によって尿量が増加し，電解質バランスの異常をきたし水中毒によるけいれんを引き起こすこともある．

<基本的欲求の充足状態>

・腸の排泄機能が正常である

・膀胱の機能が正常である

・皮膚の不感蒸泄が適切に働いている

・他人に依拠せず排泄処理ができる

<アセスメントのポイント>

・下剤に頼らず自然排便はあるか

・下痢をしていないか

・弄便行為（便をもてあそぶこと）はないか

- ・失禁はないか
- ・排泄の失敗を隠していないか
- ・薬物の副作用による麻痺性イレウスはないか
- ・頑固な便秘はないか
- ・便秘している自覚はあるか
- ・排泄の充足感は得られているか
- ・排泄の後始末はできているか
- ・排泄後の手洗いはできているか
- ・排泄に不利益な問題行動はないか

＜援助行為＞

　排泄とは，生命を維持し活動するために取り入れた食物などが代謝される過程で不用となった代謝産物や有害物質を体外に排出する働きである．呼吸・食事と同様に，生命の維持，健康の維持のために必要で重要な機能である．

　統合失調症患者では，自発性の低下，意欲低下，無関心などの症状で，普段何気なく行われている排泄行動が行えなくなることがある．排泄機能の低下で老廃物が体内に溜まることによって心身に有害な影響をもたらすようになる．

　幻覚・妄想状態にある患者では，幻覚・妄想の世界に閉じこもることによって，尿失禁などを引き起こす可能性があるので，自尊心を傷つけないように援助しなければならない．患者の排泄習慣に合わせて，定期的なトイレ誘導により尿失禁を防ぐ．便秘に対して多くは下剤が用いられるが，訴えのない患者や排便感覚の鈍麻した患者にあっては，排便後に性状・量・回数を看護師自身が観察し，さらに嘔気・嘔吐はないか，腹部触診や聴診で膨満・鼓腸の有無などの観察をすることが大切である．また，患者が「トイレに行った」と言っても，実際は行っていないこともあるので，特に臥床し続ける患者は時間をみて誘導するなどの手助けをする．看護師は日常から，患者の排尿状態・性状・量・回数から排泄のアセスメントを行い，適切な処置や必要に応じて温罨法や膀胱部マッサージなどの援助を行うことが必要である．

（4）姿勢・活動

＜生活障害＞

　統合失調症の緊張型では，常同症やカタレプシーといった特徴的な姿勢や，アカシジアのように居ても立ってもじっとしていられないといった病的症状が表れる．また陰性症状である好褥無為，引きこもり，意欲減退などは，生活全般を荒廃化する可能性がある．動作緩慢で生気が薄れ，終日無関心の態度をとることがある．患者によっては，一見不合理と思えるような同じ姿勢，動作をいつまでもとり続ける者（常動症）もいる．まったくの無為の状態を呈しているが，日常的な交流の場に出てくることができない拒絶症のある患者や自閉によって自室に引きこもり他人を避け，現実から遊離した生活を送る者もいる．日常生活の大半がいわゆる，引きこもりで，看護師から促されても何もしない状態である．なかには，促さないと何もしないが，促すとする

者もいる.

　昏迷は,精神運動性が極度に低下し,刺激に対する反応がないか,あるいは乏しい状態である.患者は声かけや働きかけに応答・反応がないだけでなく,四肢・体は強ばり,身体を動かすことがない.

<基本的欲求の充足状態>
・自力,あるいは自助具で日常生活はできる
・運動に必要なエネルギーは補給されている

<アセスメントのポイント>
・過度な活動・運動をしていないか
・活動と休息のバランスを保つことはできているか
・院内活動・行事などに進んで参加しているか
・活動に参加してもすぐやめるような行動はないか
・不合理だと思えるような同じ動きや行為はないか
・意味を見いだせない姿勢をしていないか
・日常生活が引きこもりがちではないか
・病気を理由に引きこもっていないか
・落ち着きのない行動はないか
・姿勢・活動に対して不利益な問題行動はないか

<援助行為>
　運動機能には,適切に姿勢を保持する静的な機能と身体を動かす動的な機能があり,姿勢と運動の機能がうまく協調し合うことが身体を動かすためには必要となってくる.

　ここでの援助は,患者の歩行時および座位,臥位に際して望ましい姿勢を保持できるように援助することである.

　身体を動かすことは,身体の運動機能の低下を防ぐことになる.そして,昏迷のような状態にある患者では,患者が安楽でき心地よいと感じられるような体位をとれるよう手助けする.

　昏迷状態にある患者では,声かけや働きかけなどの刺激に対する反応がなく,四肢・体の強ばり,体動不動状態で,自らは何もすることができないので,まず患者が安静の保てる個室などでバイタルサインの測定や観察を行い,経過をみる.患者の体動不動が長引くようであれば,循環障害の有無などに注意し,体位変換に努めるとともに,身体の清潔を保つことが必要である.

　統合失調症患者の病的症状に,自発性低下,意欲低下,興奮,無関心,昏迷状態,拒絶,目的意識や喪失などがみられる.これらの症状が生活全般に関与し身体運動機能の低下が生じてくる.身体は正常であるにもかかわらず,さまざまな動作が緩慢になり生活障害を引き起こす.昏迷状態にみられる病的無動などの症状が,長期間に及ぶ体動不動は,循環障害や筋力低下,ひいては骨密度の低下を促進させ身体の運動機

能にも影響を及ぼし，日常生活活動をより困難にしていく．これらの退行現象を最小にするためには，まず身体を動かすことが第一である．四肢や圧迫部の循環障害（浮腫・褥瘡）の発症に留意し，体位変換などでその予防を図る．体位変換時は，患者の滑らかな運動は期待できないため（昏迷状態は，立ったまま急に動かなくなる，表情の強ばり，呼名反応がなく，返事もない．肢体は硬直し，他動的に動かそうとしても滑らかな運動は起こらない）円座や枕などを利用して，無理な姿勢や力が加わらないように注意する．

　体感幻覚のある患者では，「頭の中の脳みそが片寄る」などと訴え，その不安から，いつも，反対側を下にした側臥位で休んでいることがある．同一横臥であるので褥瘡ができる可能性もある．患者の訴えをよく聞いたうえで，体位変換の必要性を何度も繰り返し説明し，適時，体位の変換を勧めるといった手助けが必要である．

　感情障害や意欲・行動障害などがみられる患者にあっては，患者の1日の生活様式を知り，どのようなとき・場面で，症状が出現するのか気をつけて観察する必要がある．自分でできることに対する意欲低下は表れていないか，表れている場合は少しずつ自分でできるよう手助けすることが大切である．これは「自分でできること」と「できないこと」を明確にさせ，できない部分や援助が必要なところを手助けし，残存能力を活かしていくようにすることである．この時，患者に無理に頑張らせようとせず，患者の意見を引き出し，看護師ができるところを確認するといったかかわりをすることが大切である．無理すると患者は「させられている．動かされている」といった感情を抱き，開発できる残存機能を欠いてしまうことになりかねない．

　飲食・排泄時以外，終日ベッド上で臥床している患者には，可能なかぎり自室外や屋外への散歩やレクリエーションなどに参加を促し，身体機能の低下を防ぐことが大切である．

(5) 睡眠・休息

＜生活障害＞

　精神科病院に入院している多くの患者は，睡眠薬内服による睡眠がほとんどである．人間は，不眠が続くと脱力感や倦怠感が表れるばかりでなく，ストレスによる病状の増悪をきたしかねない．日常生活を困難にする睡眠障害では，夜間不眠が続き日中に過度な居眠りをする昼夜逆転がある．この他にも日中の活動不足や環境に慣れないことによる入眠困難や中途覚醒，夜間頻回に覚醒して眠れない睡眠持続困難などがある．また熟睡していると思われても，本人は「熟睡できなかった」と，翌朝のラウンドのときに報告する者もいるので，睡眠状態の確認を必要とする患者にあっては，夜間の睡眠状態の観察は注意が必要である．

　統合失調症の発病初期・急性期では妄想や幻覚などの陽性症状が顕著で，音に敏感になったり，焦りや気分変動などから眠れず生活リズムに変調をきたしたりして，睡眠時間のバランスが崩れ，不眠となる．患者はこうした影響から強い不安感を抱き，興奮による自傷他害，器物破損，自殺などがみられることもある．

<基本的欲求の充足状態>
・疲労が残らない十分な睡眠と休息がとれている
・リラクセーションが保たれている
・ストレスや緊張がコントロールされている

<アセスメントのポイント>
・自然睡眠を得ることはできているか
・毎日睡眠薬を必要としていないか
・睡眠薬を必要以上に要求していないか
・日中の居眠りはないか
・夜間覚醒することはないか
・睡眠が昼夜逆転していないか
・睡眠時間のバランスが乱れていないか
・毎朝，定時に目覚めることはできているか
・睡眠に対する充足感を得ることはできているか
・能動的起床はできているか
・睡眠・休息に関する不利益な問題行動はないか

<援助行為>

　　睡眠とは，一定のリズムによって活動と休息を周期的に繰り返している現象である．この活動と休息のリズムを一定に保つためには，昼間は十分に身体を動かし，夜は十分に眠るといったことが大切である．

　　統合失調症の病的状態である妄想，幻聴，意欲低下・自発性低下などがある患者では，日中の活動に支障をきたし，活動と睡眠の一定のリズムを保つことが困難になって不眠状態に陥り，病状の悪化を招いたりする．よって，妄想や幻聴を引き起こす不安やストレスなどの要因をなくし，昼間は可能なかぎり活動を促し，就寝前にはリラックスさせ，十分な睡眠充足感を得ることができるよう手助けが必要である．夜間の徘徊が顕著な患者では，1日の生活様式を観察し，どのような日に夜間覚醒などがあるのかアセスメントする必要がある．

　　幻聴などの症状による不安で，睡眠を得ることができないこともあるので，声をかけるなどして，心配なく安心して眠れる場所であることを伝えることが大切である．

　　睡眠の程度や内容には個人差があるが，入院治療を受けている患者では，入眠困難，中途覚醒や早朝覚醒，浅眠，睡眠時間の減少などの不眠から，一睡もしない不眠，昼夜逆転など，あらゆる睡眠障害が存在している．看護師は患者が睡眠と休息をその人なりに確保できるように手助けする必要がある．そのためには，患者の睡眠や休息の状態を細かく把握することが必要である．患者が安心して十分な睡眠の充足感を得られるよう良質の睡眠環境を提供するためにも，患者の睡眠・覚醒リズムを24時間観察し，睡眠を阻害している要因をアセスメントすることが必要である．また，睡眠前には，睡眠に影響を及ぼす嗜好品を避けることができるよう手助けする．睡眠中は，室温，採光，音などに気配りすることが必要である．患者が眠っていても，呼吸抑制

はないか，異常発汗はみられないか，体動制限となっている患者では循環障害は生じていないか，失禁はしていないかなどの観察を怠らないようにしなければならない．抗精神病薬のスイッチングにある患者では，過鎮静などの副作用が出現していないか注意しなければならない．

(6) 衣　類

<生活障害>

　　昏迷状態にある患者では，行動はもとより，身動きすることも困難なので，更衣を自分ですることができない．自閉状態にある患者も，自分で着替えたり，洗濯をしたりすることができない状態にある．感情・意欲行動障害のある患者では，自分自身や身の回りに関心を向けられないので，衣服の調度がアンバランスだったりする．病状の起伏が顕著な時期は，社会に不向きな格好や季節にそぐわない格好をしたり，汚れた衣服の上から新しいものを重ね着したり，衣服が汚染していても気にせずにいたり，衣服を破いたり捨てたりすることがある．

<基本的欲求の充足状態>
・ニードに合った適当な衣服
・皮膚の安全が保たれる
・きちんとした身づくろい
<アセスメントのポイント>
・更衣機能に障害はないか
・整った着衣はできているか
・衣服の TPO が不自然ではないか
・季節にそぐわない服装をしていないか
・奇妙な服装をしていないか
・破衣行為などはないか
・衣服などの洗濯は自分でしているか
・同じ服を何日も着ていることはないか
・衣服に関して不利益な問題行動はないか

<援助行為>

　　衣服の調度や着替えは生活のリズムにメリハリをつけることにつながる．普段私たちが外出するときは寝衣のままで出かけたりしないのと同じように，1日の生活を病院で過ごす患者にとっても，病室の外に出る際には着替えをしてもらうのが望ましい．これは，生活のメリハリをつける意味からも大切である．清潔な衣服は気分が爽快になり，気分転換にもつながる．ひいては，活動への原動力にもなる．統合失調症の患者の病状の特徴から，無関心，自発性の低下などがあるため適切な衣類の選択や更衣の機会が少なくなって，患者によっては，自分が気に入った衣服を身にまとうこともできず，適当に着るといった更衣も珍しくない．レクリエーションなどの機会を利用して，患者が衣類を選択できる機会をつくり，社会生活に適した衣服の選択や調度な

どができるよう手助けしなければならない．これは，患者の社会参加（社会復帰）へ向け，患者が不快な思いをしないですむようにするためである．

　病状の起伏が顕著で，幻想・妄想，興奮などで発汗がみられる場合は更衣を促して，不快な思いをさせないように手助けしなければならない．衣服は体温調節の役割を担っている一面，快適で動きやすいことも必要であるので，こうした衣服の選択ができない患者にあっては，看護師がその患者に合った適切な衣服を選択するようにする．時には，他者の介入を煩わしく思って，看護師の手助けを拒む者もいる．その際は，患者個々の状況をよく理解したうえで，その必要性の意味をわかりやすく説明し，同意を求めながら手助けすることが大切である．患者が拒む理由の多くは，「相手の気持ちを無視した看護師の働きかけ」という一方的なかかわりが，そうさせていることも否定できない．

(7) 体温・循環

＜生活障害＞

　患者のなかには，感情不安定に陥って激しい不安に襲われ，呼吸困難・胸苦しさ・冷汗・めまい・振戦などの自律神経症状が伴い，死の恐怖や苦悶が起こることもある．なかには，循環器障害などの合併症を併発し，安静が必要であるにもかかわらず，これを無視し興奮したりして血圧の変動や過度な動悸を起こし，救急医療を受けたりすることもある．

　統合失調症の陰性症状である好褥無為や常同症などの患者では，長時間同一体位でいるため局所の循環不良を起こし筋拘縮や褥瘡になりやすい（姿勢・活動の項，前述）．統合失調症の症状である自閉により，自室に引きこもり他人を避け，現実の生活から遊離した生活を送っている患者では，何もする気が起こらず，部屋の温度や湿度の調節を行えていない状態である．衣服も促さないと替えないことから，衣服の調節もできていないと考えられる．また，精神障害という病像の特徴から，環境の変化を無視した着衣や季節にそぐわない格好をすることがある．

　統合失調症の症状である昏迷によって，肢体が強ばり，体が動かない状態にあると，血液循環が低下し，循環障害が生じて，浮腫や褥瘡が起こる可能性が高くなる．

＜基本的欲求の充足状態＞
・体温の正常な生理的状態にある
・環境に応じた衣服の調度ができる
・脈拍・血圧の正常な生理的状態にある
＜アセスメントのポイント＞
・自室のエアコンの操作は自力でできるか
・血圧・循環に関する測定値に異常はないか
・内服治療による合併症を引き起こしていないか
・暑さ・寒さに応じた衣服の調節はできているか
・体温・循環に影響する不利益な問題行動はないか

<援助行為>

　体温は視床下部の体温調節中枢の働きで一定に保たれているが，感情障害や意欲・行動障害などの自発性に乏しい患者の場合は，発熱や悪寒などの不快感があっても看護師に自覚症状を報告しないことがある．このような自ら意志表示しない患者にあっては，できるかぎり患者の側に寄り添い，言葉かけや日々の観察で異常を発見し，体温が正常に保てるように環境や衣服を調節できるよう手助けすることが必要である．同時に，患者が自ら体温調節が実践できるようサポートしていくことが大切である．また，社会性のある衣服の調度が困難である患者の場合は，衣服による体温調節が困難になる．看護師は，患者の病状をよく把握したうえで，その症状に対する適切な援助を行う必要がある．

　定型・非定型抗精神病薬の副作用である悪性症候群は発熱，意識障害，筋強剛，頻脈や異常発汗などの自律神経症状，嚥下障害などの主たる症状を呈する．進行と同時に発熱の上昇，さらに筋破壊による腎不全で死亡することがある．悪性症候群は発熱で気づくことも多いので，看護師は患者の体温の変化に十分注意して観察しなければならない．

(8) 清　潔

<生活障害>

　感情障害・意欲行動障害により，清潔行為の必要性の自覚を欠いたり，自力で清潔行為が行えなかったりすることが多い．汚染された衣服を着衣しても平然としている者や歯磨き・洗面行為も拒否する者もいる．入浴を拒否し，入浴しても浴槽に浸かるだけで身体を洗わない者や更衣をしない者もいる．多くの場合は，入浴することを面倒と感じたり，長年の日常生活習慣の偏りや欠陥がそうさせているようである．また，長期入院している患者では「病院慣れ*」が生じ，病室から浴室まで裸体で移動する者もいる．病的には，幻覚・妄想による清潔行為にまつわる病的な考えに左右されていることがある．幻臭では，自己の体臭に関する嫌悪感で必要以上に頻繁に更衣することもある．統合失調症の陰性症状である好褥無為や感情鈍麻，自発性の乏しい患者では，日常生活全般が荒廃しているので，生活技術の未熟から身の回りの整理整頓はもとより，不潔な状況下でも平然としていたり，生活技術の低下や無関心さから衣服の調度や整容など身だしなみ，洗面，入浴などができなくなったりする．

　*入院という環境に慣れていること．

<基本的欲求の充足状態>
・皮膚や粘膜を清潔に保つ
・好感のもてる身だしなみ
・不快のない身辺整理
<アセスメントのポイント>
・自室の掃除や身辺整理・整頓はできているか
・入浴時にはきちんと身体を洗うことはできているか

- ・洗髪はできているか
- ・入浴時には下着の更衣をしているか
- ・朝の洗面・歯磨き（入れ歯の人は手入れ）はできているか
- ・ひげそりや，くしやブラシを使って整容できるか
- ・化粧には違和感はないか
- ・爪切りや耳掃除はできているか
- ・清潔を維持するために不利益な問題行動はないか

<援助行為>

　清潔とは，感覚としてきれいと感じる状態をいう他，皮膚・粘膜を含むすべての体表面に，病原体が付着していない状態をいう．ある意味，清潔を保つことは，感染を防止することでもある．昏迷，意欲低下，無関心などにより，清潔行為が十分に行われない可能性もある．精神状態が不調にある者や身体の機能面が不自由で自分でできない場合，患者の自発性が著しく低下している場合には看護師が清拭を行い，患者の身体の清潔を保つことができるよう手助けする必要がある．また，感情鈍麻や意欲・行動障害などがみられる場合も，患者自身が身体を清潔に保つことが困難になってくるので，全身の清潔が保たれるように手助けする．清潔行為の手助けは，患者の全身観察の機会でもあるので，自傷した痕などがないか観察を同時に行う．また，さっぱりした感じが得られ気分転換が図れるような手助けが必要である．

　幻覚・妄想などの病的体験の世界に没頭している場合は，望ましい清潔を保つことが困難になっている．患者によっては，清潔行為が病的体験と結びつき，入浴や更衣を拒むことがあるので，幻覚・妄想が途切れた頃合いを見計らって清潔行動が可能になるよう手助けする．裸体で病棟内をうろうろしたり，浴室に移動したりする患者の場合は，羞恥心が希薄になっていることが多いので，病棟内は社会の一部であることを認識できるよう手助けする．一般的には，拒否や拒絶が顕著なときは，清潔面に関しても看護師の手助けを拒絶することが多い．昏迷状態にある患者では，清潔に対する意欲が残存していても，自分で行動に移すことができないので，看護師が可能な範囲で保清に努める．

　隔離室で隔離や身体的拘束を受けている患者の場合は，患者が自力で清潔を保つことは不可能である．この場合は，可能なかぎり複数の看護師で保清に努める．また，向精神薬の副作用による唾液の分泌低下で口腔内の自浄効果が低下したり，舌苔が発生したりする．女性では，病状が悪化すると不自然な身だしなみや違和感のある口紅やアイシャドウをして平気でいたり，髪が乱れていたり爪が伸びたままであったりするので，本人の対社会性を低下させないよう手助けする．

(9) 安　全

<生活障害>

　幻覚・妄想は多様にある．そのなかでも周囲の人々の言動や態度などを被害的に自分に関係づける関係妄想や，周りの者が自分を観察しているといった注察妄想，警察

や暴力団につけねらわれているといった追跡（迫害）妄想などでは，刺激性が高くなり，感情を抑制することができない状態にある．些細なことでイライラし激怒して人を攻撃したりする．同様な症状を呈する患者が同じ病室にいた場合，患者間での暴力行為に発展することもある．患者によっては，イライラのうっぷんを器物に当て器物破損することもある．幻覚・妄想による感情不安から自傷行為を繰り返したり，不安のあまり，自殺企図や自傷行為を起こしたりすることもある．

<基本的欲求の充足状態>
・周囲に危険なものがない
・他人に害を与えない
・個人の生活権の確保
・危険から身を守る
・細菌や微生物などから自分を守ることができる
・自殺などの自傷行為がない

<アセスメントのポイント>
・死にたいといった言葉をもたらしていないか
・自分自身を責めたりしていないか
・妄想などに支配された攻撃や興奮はないか
・自傷行為の繰り返しはみられないか
・他者に対して一方的な攻撃や暴力行為はないか
・安全にかかわる危険物の持ち込みをしていないか
・困難な状況から逃避していないか
・自分のいる（生活している）場所はわかっているか
・行動の制限（隔離，抑制）を受けていないか
・心的外傷体験はないか
・安全に関して不利益な問題はないか

<援助行為>

　昏迷状態にある患者では，他の患者からの暴力など突発的な危険を回避できない状態にあるので，看護師はそうした事態にならないよう目の届く病室にするなどして危険を防ぐ必要がある．そして，ここが安全な場所であることを伝えることも必要である．妄想などで俳徊がある患者では，危険な場所には施錠するなどして安全への配慮を行う．

　幻覚や妄想などの病的体験のある患者では，他患への暴言や問題行動はないか観察を密にする必要がある．感情鈍麻などの感情障害がある患者では，自分の身体や外界への関心が乏しくなり，喜怒哀楽の感情も低下する．感覚の低下は，発熱や外傷など自分の身に起こった異変を自覚できなくなる．看護師は，日常のなかで可能なかぎり時間を設けて，側に寄り添ったり，声かけをしたりして，残存機能の開発ができるよう手助けする．

　自殺念慮のある患者では，自己破壊行動に陥らないように日常生活のなかで気になる点，いつもと違う様子など注意深く観察して，未然に防ぐ必要がある．インフルエ

ンザなどに感染している患者や暴力行為のある患者など，特定の患者がもたらすかも
しれない危険から患者の身を守ることも，日常の看護のなかで配慮を欠かしてはなら
ないことである．

　幻覚や妄想などの「命令」によって，突発的に起こる自傷・他害は予防が難しい．
病的体験などで感情の動揺が激しく，混乱している場合は予知することは可能である．
その場合は，患者の精神状態が落ち着くまで隔離室などで保護的な環境に置くなどし
て気持ちや感情が落ち着くまで安静にできるよう手助けをする．日常的に，同様の状
態を再三呈する場合は，主治医から事前にその対処について必要な指示を得ておく
ことも必要である．基本は，患者の日常生活を通して，表情や動作などから危険性が予
測できるときには，迅速に患者を保護できるような環境を設けておく．安全面で留意
する点では，患者から看護師への暴力である．この場合は対象となった看護師は，患
者への刺激を避けることも必要であるが，患者に対するかかわり方などを振り返るこ
とも大切である．日頃，気にかけないネガティブな部分が見つかるかもしれないから
である．もう１つは，患者対患者である．些細な日常の会話から，被害的な病的体験
まで発展し他害に及ぶこともある．この場合は，お互いの患者の気持ちが落ち着くま
で近づけないよう配慮する．看護師は，日頃から患者同士の人間関係はどうか絶えず
注意を払っておくことが大切である．

　不幸にも患者が他害により受傷した場合には，加害した患者の状態をきちんと説明
する．たとえ病的体験でのことであっても，被害を受けた患者の状態が落ち着いた後，
必ず被害を加えた患者本人が相手の患者に謝罪できるよう手助けする．

（10）コミュニケーション

＜生活障害＞

　統合失調症患者の陰性症状には，自分の心を閉ざし，周囲の出来事に関心を向けな
いといった状態がある．患者は一般的に寡黙で能動的発語は希薄で，看護師から話し
かけても途切れ，話が続かない．多くは，自己表現に乏しく，他者への配慮や共感性
が薄い．健常な者からすれば，いらだちや不満が募り，感情不安定を招いたりする．
このような症状を呈する患者では，感情の平板化といった感情鈍麻があり，自分や周
囲の状況に対してまったく関心を向けないといった状態である．コミュニケーション
能力は乏しく，話し方は単調な単語で断片的で，つぶやくような独語があったり，急
に黙り込んだと思うと唐突に発言したりする．会話に対する配慮は希薄で，相手の話
は聞かず，一方的なしゃべりで，互いに意思の疎通はできない状態である．

　コミュニケーション障害は，知覚，思考，感情，行動などの障害により生じる．妄
想により一方的に他者に対して怒り，攻撃を加えることもある．長期入院により家庭
や社会から孤立し閉鎖された環境で生活していた患者では，対人関係が苦手で他者と
の会話を拒むことが多く，自己表現がうまくできず支離滅裂な会話から問題行動に
なったりする．自然な感情表出が乏しく，冷たい，硬い，空虚といった表情で，時に
は，空笑がみられ自己の世界に閉じこもり人間関係は希薄である．特に感情鈍麻は，
喜怒哀楽を示さず無感情，無関心である．一般的には，こうした症状を呈する患者で

は，自閉的であり，自室に引きこもり，一人で過ごすことが多く，周りの人たちとの関係を遮断してしまっている状態である．患者によっては，徐々にではあるが人格崩壊に向かうケースもある．

　関係妄想は，周囲の現象を被害的に自分に関係づける妄想である．他には，注察妄想，追跡妄想などといった被害的な妄想も多い．これらの妄想は，幻聴と相互に影響しながら発展していくので，自分自身を被害的に感じ取り，周りの者に関係づけ，攻撃や興奮を呈することがある．

<**基本的欲求の充足状態**>
・自分の希望や欲求を表現できる
・自分の希望や欲求を周りの人に理解してもらえる
・周りから情報を受け入れる
・家族や知人との良好な人間関係

<**アセスメントのポイント**>
・コミュニケーション障害となるものはないか
・基本的な挨拶はできているか
・他（同室）の患者と会話や談話をできるか
・話の最中に割り込むような配慮を欠いていることはないか
・自己本位な態度や行動を示すようなことはないか
・自分の要求を相手に適切に表現できているか
・一人で過ごすことが多くないか
・電話などの情報手段を利用することに戸惑いはないか
・他者と会話することをおそれていないか
・他者に対して過干渉ではないか
・まとまりのない（支離滅裂な）会話はないか
・呂律のまわらない会話ではないか
・人物誤認をしていないか
・看護師（あなた）からの話が，通じているか
・妄想に支配された他者批判・攻撃などはないか
・飲酒行為が家族への迷惑になっているようなことはないか
・スタッフ（医師，看護師，その他のメディカルスタッフなど）に対して批判的ではないか
・家族に対して批判的ではないか
・キーパーソンとの望ましい人間関係を保つことはできているか
・人とかかわることに不安なことはないか
・人間関係に関して不利益な問題はないか

<**援助行為**>
　統合失調症の患者で，対人関係が問題になるのは，人との接触を避け，孤立し，他の者と協調性を欠くことである．そのため，少しでも他の患者と接触する機会を増やし，対人関係への関心を向けていくことができるよう手助けが必要である．

　思考に障害のある患者では，緊張や不安で会話が突然止まったり，的はずれな応答

をしたりするので，患者が返答しやすい簡単な質問などにし，ゆっくりと落ち着いた口調で話すことができるよう手助けする．感情鈍麻や昏迷など意欲・行動に障害がある患者では，コミュニケーション能力は乏しいので，側にいるだけで患者が安心できるような人間関係づくりをする．そうしたかかわりのなかから，患者が伝えたいことを表現できるように手助けする．会話が苦手な患者であれば，コミュニケーションのやりとりを観察し，会話がうまくいかないときは手助けするといった配慮が必要である．

　幻覚や妄想により不安があれば，ゆっくりした安心できる環境で，患者の話を聞いて，安心できるよう手助けする．実在しない相手との会話は非現実的であるが，患者本人にとっては重要な内容である．こうした看護師と患者との言語的交流は，患者を現実の世界に戻らせる手助けとなる．その1つひとつが意味不明で，不可解であったとしても，そこに何らかの意味が含まれているものである．看護師は，患者の言語的・非言語的コミュニケーションから憶測したりせず，患者の会話から看護師自身が感じたことや考えたことを確認するような態度（対話法など）で，患者がどのようなメッセージを送っているのか引き出す手助けをすることが大切である．

(11) 宗　教

＜生活障害＞

　宗教に関した妄想のなかに憑依妄想がある．稀少であるが狐，狸，犬，蛇，心霊などが自分に憑依しているという妄想があるとその憑きものに応じた動作や，操られてしまうといった行為をする*.

*筆者の若い頃に狐つきの患者の看護を経験したが，今日ではそのような患者が入院してくるといった話は聞かなくなった.

　固執した過度な宗教行為，特定した儀式へのこだわり，オカルト的な衣服のまとい，健康を害するほどの断食などがみられる．「自分はイエス・キリストの生まれ変わりである」と固く信じて疑わないという人もあるようである．誇大した宗教妄想には自分は救世主や預言者だというような妄想がある．そのため無意味な浪費，自分を崇めた自己誇張，自分は優れているといった強い自尊心，尊大な態度をとり，周りの意見や行動に対して意欲的ではなくなり，その結果，健康障害や対人関係はもとより社会性を欠いたりする．

＜基本的欲求の充足状態＞
・建設的な価値観，信念の保持
・教義に従った行動
・信仰の自由
・自分の宗教にもとづいた生活
＜アセスメントのポイント＞
・健康を損なうような宗教行為・行動はないか
・本人の宗教行為が不利益となる問題はないか

<援助行為>

　日本国憲法で，信教は自由であり，だれからも束縛されないで自分の信じる教義に従って行動する権利があると定められている．ヘンダーソンは，看護師は可能なかぎり患者の信仰の権利を維持できるよう援助すると述べているが，宗教行為が問題となるのは，対人関係や社会性に問題が及ぶ場合である．よって，精神障害のため「自分はイエス・キリストの生まれ変わりだ」「自分は世界の人民を救うためにこの世に来た」などと思ったとしても問題はない．問題の多くは，現実離れした生活行動による宗教妄想で夜中に活動したり，妄想に支配され断食する者や特定の飲食物を断絶し健康障害に及ぶ者，自分の善悪の考え方に従って行動し他者への迷惑を顧みない者などである．特に，妄想に支配され断食したり特定の飲食物を断絶したりする患者は，栄養状態や脱水などの身体面の障害に気をつける必要がある．また，宗教行為や妄想が患者の不健康や治療に影響を与える場合は，治療や健康の重要性を説明し協力を得ることができるよう手助けする．

(12) 職　業

<生活障害>

　精神面で問題になるのが自己防衛である．これによる問題には，社会との再統合（社会復帰や参加）の拒否，現実逃避，病的逃避，仕事に行かないなどの社会的役割からの回避，社会復帰への不安，不登校などがある．感情鈍麻や意欲低下，自発性の欠如などの症状を呈する患者の初発症状では「何もする気がない」などの形で発病がみられることがあるが，多くの場合は，陽性症状が消失した後から徐々に進行する．

　入院している患者で問題になるのが，社会的入院である．社会的入院とは，社会に復帰可能になったのにもかかわらず，家族や地域社会の受け入れが悪いなど社会的な理由で退院ができずに入院生活を余儀なくされている状態をいう．精神衛生法（1950年）の保護収容が生み出した歴史的，政治的背景をもつ社会問題である．これは，入院生活の長期化で，生活機能の低下が生じ退院が困難になっている長期入院患者の課題である．問題は，長期入院で生活感の低下や生活機能の低下も生じるため，入院前にできていたことが同様にできるか，今もできるかである．病院内でのリハビリテーションは生活の場とかけ離れているので，退院を間近にした患者は社会復帰（参加）への不安がある．経済面などの生活の不安がこれに拍車をかけ，自信がなくなり，社会復帰（社会参加）を断念するといったこともある．新社会人では，子どもの不登校と同じで，頭痛・腹痛・発熱など心身症的な症状で仕事に行けなくなったりする．

<基本的欲求の充足状態>
・精神的・身体的生産活動ができる
・社会（職場も含む）から受け入れられていることの満足感がある
<アセスメントのポイント>
・飲酒が社会生活を困惑させてはいないか
・非現実的な職業志向を求めていないか

＜援助行為＞

　　統合失調症の病像に現実検討力の障害がある．この障害は遂行能力，社会的な状況の判断能力，将来に対する計画性などの低下が生じる．

　　職業に就くのは非常に難しいと思われるケースはさておき，自発性欠如のある患者では，可能なかぎり社会生活に近い環境で，病院内や病院外の実際の仕事に従事するようなリハビリテーションを通じて患者の意欲を高める方法がとられる．感情鈍麻や意欲・行動の障害がある患者では，患者が興味をもてることを探し出す手助けをする．小さなことであっても，患者ができるところを認め，より開発できるよう手助けする．社会復帰（社会参加）は，健常な者からすれば，さほど問題はないが，患者にとっては，見知らぬ他者と関係しなければならないこと，生きていくために人と相談しなければならないこと，すべて新しい局面に立ち向かわなくてはならない．われわれが想像する以上に，胸中はかなり深刻な負担である．

　　患者の自立性は脆弱で，仕事にとりかからないうちに，自信がないと逃避してしまうこともある．看護師は，こうした患者の気持ちを支え，患者の話をよく聞きながら少しでもやる気を失わせないように手助けする．

（13）レクリエーション

＜生活障害＞

　　感情鈍麻などの感情障害がある患者では，自分の身体や外界への関心が乏しくなり，喜怒哀楽の感情も低下する．感覚の低下により，興味や関心はなくなり荒廃した生活を送るようになる．特に，慢性化した患者の多くは，自室に引きこもり他人を避け，現実から遊離した生活を送り，余暇活動に参加することはなく，意欲も消失しているかのようである．テレビや新聞などにも関心を示さず，自分の世界に閉じこもってしまう可能性がある．幻覚や妄想の病的体験のある患者では，他患への暴言や問題行動がみられたりするので，患者同士のトラブルに発展することもある．

・適宜，気分転換はできているか

・レクリエーションに対して興味・関心はあるか

・趣味を余暇活動に活かすことができているか

・自室に引きこもりがちではないか

・自ら余暇活動に参加することはできているか

・テレビや新聞に関心を向けることはできているか

・テレビドラマなどに喜び，哀しみ，楽しさなどの感情表出はあるか

・入院という環境に慣れているということはないか

・レクリエーション・余暇活動を病気の回復に有効活用できているか

＜援助行為＞

　　社会療法とは，作業療法，レクリエーション療法ならびに生活指導，および病院と社会を結ぶ種々の社会復帰活動を含む，広い意味での「働きかけ」といわれる方法である．そのなかのレクリエーション療法は，一般社会におけるレクリエーションの種目や方法を，精神科の治療のなかに位置づけたものである．レクリエーションには本来，休息したあとの人間性の回復，労働意欲の向上を目指すという意味がある．このレクリエーションを患者のリハビリテーションに取り入れたものをレクリエーション療法という．ねらいは，健康的な刺激を与え，気分転換を促し，病的な体験のとらわれから解放し，集団生活の適応を拡大させ，長期入院によって生じるホスピタリズムを防ぐなどの目的がある．活動として①季節感を取り入れた活動，②集団で行動する活動，③ゲーム的な活動，④スポーツなどがあり，病院全体で年間計画として実施，もしくは病棟単位で行う．看護師は，これらのレクリエーション療法の目的をよく理解して指導にあたることが望ましい．対象患者は，男性・女性患者，高齢患者，身体的機能疾患をもっている患者，参加に積極的な患者，消極的な患者などを考慮する．参加構成員は一様ではないが，臨機応変にだれもが参加しやすい，楽しい雰囲気をつくることが大切である．回復期にある患者では，向精神薬の副作用の倦怠感などが重なり，考えと身体の動きが一致しないので，患者の意志を尊重することが大切である．短時間の見学や参加で患者のペースに合わせるようにする．活動中に幻覚・妄想で他患とのトラブルになる事態を招かないよう，看護師が見守る援助で，患者が楽しくできるよう手助けする．終日自分の殻に閉じこもり，幻想・妄想などによる不安から身体を守っているような患者では，安心感をもてるよう看護師が側に付き添い，気分転換が図れるようなレクリエーションに参加できるよう手助けする．レクリエーション活動は，意欲・行動に障害をもつ患者の場合は適度な刺激を与え自発性を促すきっかけにもなる．

（14）健康学習

＜生活障害＞

　　統合失調症の病像の1つに病識のなさがある．これは，自分が病気であるという認

識が失われることである．そのため社会性を欠く病状であっても，その自覚に乏しく病気を否認するため早期受診や治療の同意を得ることが困難になることも多い．今日では，任意入院患者も増え，以前のような措置入院や医療保護入院患者は少なくなった．しかし，医療に対する理解が得られない患者の場合は，自分は病気ではないといった病識の欠如が認められ，自分の意志に逆らった入院を強いられていると誤った考えを抱いているケースも少なくない．また，主治医や治療に対して不信感を抱き，自己判断により内服を中止したり，実験台にされていると訴えたりする患者もいる．幻覚・妄想による拒薬がある患者では，服薬により「自分のからだが駄目になる」「毒殺される」など妄想に支配された自己防衛が先行する．

　拒薬は，拒食の場合と同じように，幻覚妄想などの陽性症状の影響によるものの他に，自分は病気でないと思っている患者，医師や治療に対する不信，抗精神病薬の副作用による違和感などにみられる．幻覚妄想による拒薬の場合，薬を服薬すれば「この薬を飲めば自分のからだが駄目になる」「殺される」などと，現実にもとづかない考えが先行する．自分は病気でないと思っている患者では，身体不調や生活上困っていることは自覚していることが多い．副作用の不快さから拒薬する場合は，不安が強いことが多い．

　長期服薬患者にあっては，症状が好転した頃に，自分勝手に薬物量を調節したり，中断したりすることがある．なかには，長期服薬の煩わしさや，服薬による効果がないことを不満に思って怠薬する患者もいる．

<基本的欲求の充足状態>
・個人の設定する最良の健康生活
<アセスメントのポイント>
・入院に対するインフォームドコンセントを受け入れているか
・自分の意志に逆らった入院ではないか（任意入院）
・治療に対して同意を得ているか
・治療に対して不信感はないか
・治療内容を理解しているか
・病気を否認していないか
・勝手な判断で内服中断をすることはないか
・一方的な退院要求はないか
・内服治療に対する不信感はないか
・治療環境に満足しているか

　<援助行為>
　　統合失調症の患者は妄想や自我意識の障害などによって偏った考え方を抱くことが多い．患者が他者への迷惑を顧みない判断で危険な状況をつくらないように患者の学習能力が高まるよう手助けする．そして，自分の病気についてどのように理解しているか，健康への関心など会話を通して理解が深まるよう手助けする．理解能力が乏しい患者にあっては，わかりやすい言葉で説明し，少しでも理解できるよう手助けする．

患者のなかには，病気を否認し，治療を拒む者も多々いる．そうした患者には懇切丁寧に治療の必要性について説明し，治療に前向きになってもらえるよう手助けする．

　拒薬状態にある患者は，自分は病気でないと思っている者や，抗精神病薬の副作用に対する嫌悪などがある者である．幻覚や妄想による拒薬は一般に頑固であるといわれる．薬による毒殺や自分のからだが駄目になるなど，現実とは異なる考えが先行するからである．いわば自分の身を守るための反応である．拒薬する患者は，時に服薬前に，服薬したくない理由や薬の安全性についてくどいほど説明を求め，どうにかして服薬しないようにするものである．このような場合は，患者の話を十分に聞き，患者の服薬したくない気持ちを受け止めてから，服薬を勧めることが大切である．

　健康学習は，患者と看護師が共に学習しながら回復に向けて歩むことで成り立つものである．患者が安心して治療に参画できるような人間関係がないと治療効果は高まらない．そのためには，患者が看護師に何でも話せる環境づくりをすることである．また，入院後の患者の不満を最小にするためにも，入院時に十分なインフォームドコンセントを行い，納得した入院形態をとる必要がある．

(15) 自　我

<生活障害>

　自我意識とは，ヤスパースは次の4つの標識をあげている．
  1. **能動性の意識**－知覚，表象，思考，行為は自分がしているという意識．
  2. **単一性の意識**－自分は単一の存在であって，2つではないという意識．
  3. **同一性の意識**－過去と現在の自分が同一人であるという意識．
  4. **境界性の意識**－自己と他人を区別する意識．

　自我障害はこれらの，あるいはそのいくつかが障害されたものである．
1. **能動性の意識の障害**：自我の能動性が障害されると，離人症，作為（させられ）体験，憑依体験などが起こる．
  ①離人症：自分自身の存在感がなくなり，生きているといった現実感がなくなり，自分の手足などが自分のもののように感じられなくなる（自己所属感の障害）．離人症は，強迫性障害，統合失調症の初期，うつ病などでみられる．
  ②作為（させられ）体験：自分の考えや行為を自分でなく，第三者にあやつられると感じる体験である．これは，統合失調症の自我の能動性の意識の障害である．シュナイダーの1級症状では，させられ体験がある場合は，まず統合失調症と考える．
  ③憑依体験：自分に霊や狐，犬などの動物が乗り移って，自分があやつられていると感じる体験である．
2. **単一性の意識の障害**：自分は一人であるという意識であるが，この意識が障害されると，自分が分裂して，もう一人の自分がいるという体験をしたりする．また，自分の身体が半分になり別々の人間がいるという体験をしたりする．憑依体験もこの体験の1つである．

3. **同一性の意識の障害**：過去の自分と現在の自分が同じ人であると意識することであるが，この意識が障害されると，現在の自分は過去の自分でなく別人であるという体験をする．この障害には，解離性同一症がある．
4. **境界性の意識の障害**：自分と他人との区別がつかなくなり，自己を外界の事物と同一視したりする．よって，自分と他人の区別がつかなくなる．恍惚状態という神と一体化したと感じる意識状態は，薬物中毒や呪術的な宗教儀式でみられる．

　このように，自我とは精神分析学上の概念で意識のある機能の中心のことであるが，現実の生活のなかで自我自体をコントロールする機能がある．精神に障害のある患者では，自我の障害が原因で，他者とのコミュニケーションが困難となり，社会に向けて意欲がなくなったりする．自我の障害によっては，いらだちや不満が募り，感情不安定状態になり，浪費したり，感情の抑制ができず興奮したりする．

＜基本的欲求の充足状態＞
・健康的な成長発達，発達課題および自我のニードを満たすことができる
＜アセスメントのポイント＞
・尊大な態度はないか
・社会復帰への希望を欠いていないか
・効果的な買いものはできているか（必要以上の物品を購入するようなことはないか）
・ささいなことで興奮するようなことはないか
・本人の自我状態が不利益となる問題はないか

＜援助行為＞
　宗教妄想のような状態にある患者では，現実の社会に適応できない観念や呪術的思考などがあるため，社会性が失われないような手助けを行う必要がある．まず，自分自身をどのような存在として捉え，感じているのか，面接などを通して把握することが必要である．
　患者によっては，身体・日常生活機能の障害などより，第三者から自我や自尊心，尊厳などを傷つけられたりしている可能性もあるので，かかわるときは，不安な気持ちにさせないようにして，自助能力や残存機能を活かせるよう手助けする．統合失調症の好発時期は，思春期から青年期にあり，この時期の長期入院は成長発達や自我の形成に影響を与えるといわれる．思春期の患者の場合，早期退院に向けて，自分への家族の愛を実感できるような家族環境がつくり出せるよう手助けする．家族にとっては，発病を目のあたりにしてショックを受けているので，受け入れ準備を整えることができるよう手助けしなければならない．多くは，失敗体験を繰り返しながら社会復帰（社会参加）できるよう家族を介した看護が求められる．

（16）精神的・身体的安楽
＜生活障害＞
　うつや抑うつ状態にある患者では，悲哀感，挫折感などを表面に出し自分を卑小に

評価する．多くは，気分が落ち込み，生活でのささいな失敗などを最悪に考えたり，将来に対して悲観的に考えたりする．気分も不安定で，自分自身へのいらだちや不満が募り，感情不安定状態になったりする．

　入院や，病室を変わることで精神症状が悪化することがある．これは，突然の環境の変化が本人にとって大変な出来事となり，すべてのことを負担に感じ精神的なストレスとなるからである．入院している患者にとって，特に精神的に苦痛なのは自由の束縛である．筆者の体験では入院患者から「ここは刑務所より悪いよな．刑務所は刑期がくれば出ることができるけど，精神科病院は刑期がないからね」と言われたことがある（今日では早期入院，早期退院が普通になったが，その当時は何年ものあいだ入院している人も多くいた）．患者の多くは，カレンダーに赤丸をつけて，家族の面会や外泊を待っているようである．たとえ面会や外泊が間遠になっていたとしても，患者にとっては，家族や身内は心の支えであり，見えない糸でつながっているという感覚が存在していることは事実である．しかし，患者によっては帰る家がないといった者もいる．なかには，世代交代で社会的入院となっている者もいる．退院は可能であっても，社会生活が不安で退院する自信がないといった自活能力が弱まっている患者などは，精神的な苦痛を態度や表情，症状として表現していることもある．

＜基本的欲求の充足状態＞
・疾病が影響する身体的痛みや苦痛がない
・精神的苦痛がない
・ストレスとなる因子を回避できる
＜アセスメントのポイント＞
・違和感のある喜怒哀楽の感情表現をしていないか
・無意味な考えにとらわれていないか
・人生をはかなんでいないか
・生きているという実感を得ることはできているか
・家族から愛情を受けているか
・退院することに希望をもっているか
・感情が過度に不安定ではないか
・必要以上のこだわりはないか
・妄想に支配された奇妙な思い込み（判断）はないか
・理性的に判断のできない感情表出はないか
・本人の精神的・身体的に不利益な問題はないか

＜援助行為＞

　精神障害がある人は常に精神的ストレスにさらされている状況である．そのため，精神的な安楽が得られにくく，容易に不眠や症状の悪化をきたしやすいといわれる．統合失調症患者は，その病状からして，他者との意思伝達が難しいため，精神的ストレスを発散し気分転換をする技能が低下している．患者が自分で精神的な安楽を得ることができるような手助けを患者と共に考えることが大切である．

　入院当初では，自分はどうもないのに入院させられたと精神的苦痛を感じたりする

ものである．患者によっては，入院という現実に直面し不安や葛藤，絶望感などで衝動的な自傷行為に及ぶことがある．また，苦痛や葛藤を抑えることができず他害行為などに及ぶ者もいる．看護師は可能なかぎり患者の側に寄り，訴えをよく聞き，今困っていることに焦点を当て精神的な自立ができるよう手助けする必要がある．

　幻覚や妄想などの知覚，思考，感情，行動などの障害が表面化し，健康な部分がベールで隠されているために，自分をわかってもらえないという精神的苦痛や心の痛みを感じている場合がある．このような心の痛みを患者が相談できるような関係をつくることが必要である．退院間近の患者であれば，自ら心の問題を相談するようになるが，多くの患者はそこに至るまでには時間を要するので，看護師のほうからかかわりをもち，患者が一人で不安や悩みなどを抱え込まず，言葉で表出できるような手助けをする．

　急性期の患者では，まだ病状が不安定であり，治療環境に慣れてないこともあり，日常生活の過ごし方や他の患者とのかかわりなどが今後の病状の回復に大きく影響するので，病状の回復を目指した精神面の治療と生活の自立，社会復帰（社会参加）という将来を見定めたリハビリテーションを目標とする．精神面の治療により病状が安定してくる段階に入ると薬の副作用の増強や身体症状が出現し，その違和感や苦痛で拒薬することがあるので，これらの症状に対する不安を軽減させるため，苦痛の気持ちを理解するとともに治療に参画できるよう手助けする．

　病状が安定してくると，将来に向けた社会復帰（社会参加）への希望と不安が入り混じり，漠然とした不安とストレスで病状が再燃することがある．この時期の治療・看護・リハビリテーションは，社会参加に向けた患者の不安を軽減するために，退院準備として外出や外泊が計画され，患者によっては受け持ち看護師の同伴で，外食や買いもの，小グループでの旅行を計画したりする．また，外泊時に退院前SST（社会生活技能訓練）を行ったり，訪問看護などで家族の受け入れ準備や不安などを把握したりして，患者が退院に向けて現実的に考え，安心して社会復帰（社会参加）できるよう手助けする．

（17）性
＜生活障害＞
　性は人種や社会の文化に大きく影響され個人差が多い．とりわけ，わが国では性に関する話題は昔からタブー視されてきた背景がある．性に関する問題は多く，入院している精神障がい者を考えると，男性患者から看護師や看護学生へ向けた，性的逸脱行為，衝動的アタッチメント，露出症，過度な接触，卑猥な言動などがある．性の問題で患者が訴える内容としては，向精神薬治療の副作用として性欲の低下や性機能の低下がある．認知症病棟では時折，異性同士の親密な接触がある．女性患者に目立つのは，恋愛妄想，妊娠妄想，恋愛妊娠妄想，産褥期の精神的混乱による露出，女性患者からの同性拒否，男子看護師・患者への過度な接触などがある．恋愛妄想は，自分はターゲットとする異性から求愛されていると信じ込む妄想である．相手に品物を送り届ける，一方的に手紙を投函する，交際を強要する，結婚を申し込むなど，相手に

いろいろと働きかけて問題となることがある.

<table>
<tr><td colspan="1"><基本的欲求の充足状態></td></tr>
</table>

＜基本的欲求の充足状態＞
・健康的な性の考え方とそれに対する価値観を維持できる
・妊娠・出産生活が安心できる環境にある

＜アセスメントのポイント＞
・性に関する逸脱・脱線行為はないか
・衝動的なタッチをしないか
・過度な接触はないか
・卑狼な会話や行為をしないか
・子育てに不安をもっていないか
・男性および女性であることを意識して行動しているか
・性に関して本人に不利益な問題はないか

＜援助行為＞
　　恋愛妄想状態にある患者は，客観性のない非論理的な解釈をし，自己と相手が恋愛の関係にあると信じて疑わないので，説得や説明では患者は受け入れることは難しい．現実に一致しない思考などから自らの性を考える機会が減少してくることが原因だと思われる．恋愛妄想のターゲットになった看護師は，動揺せず適切な態度で接することが大切である．そして，面接などを通して，どうしてそう思うようになったのか患者から聞くことも，客観性のない非論理的な解釈を訂正することの手助けになる．
　　閉鎖された環境での長年の入院では患者が接触する相手は限られるので，「看護師＝やさしい」と感じて少なからず看護師への恋愛感情を抱くことは否定できない．以前ある患者が，「あの看護婦さんはいいよね．すごくやさしいし，しかし厳しいときは厳しいからね」と言っていた．この姿勢は，男性・女性隔たりのないアプローチとして大切である．
　　性的逸脱行為，衝動的アタッチメント，露出症，過度な接触，卑猥な言動などの問題をもつ患者では，性に関する不満がないか，間違った情報を受け入れていないかなど面接や観察を通して現実検討し，誤りを患者自らが訂正でき，健康的な性の考え方を受け入れることができるよう手助けする必要がある．
　　病状が悪く自ら清潔が保てないことがあるので，女性患者では，月経などの処理が適切にできているか，手助けを必要としていないか注意を払う．
　　入退院を繰り返している患者や既婚者などは，病気と共存しながら夫婦生活を続けている場合がある．患者から性に関する相談を受けた場合は，看護師は，戸惑わず患者が話す性について受容することが大切である．まず，本人の考えをよく聞き，相手・家族の理解が得られるよう手助けする．向精神薬の副作用により夫婦生活が困難な場合があるので，副作用や病気を理解できるよう手助けする．

【文　献】
1）焼山和憲：ヘンダーソンの看護観に基づく看護過程．第3版，日総研，2002.
2）太田保之，上野武治：学生のための精神医学．医歯薬出版，2002.
3）佐藤萱二監修：精神障害をもつ人の看護．新体系看護学第33巻，メヂカルフレンド社，
　　2005.
4）中河原通夫：心の病気の薬がわかる本．法研，2001.
5）リンダ J. カルペニート著／新道幸恵監訳：看護診断ハンドブック．第4版，医学書院，
　　2000.
6）樋口康子監修：精神看護．文光堂，2000.
7）昼田原四郎：分裂病の行動特性．金剛出版，1993.
8）病院における患者の性の問題と看護の関わり．56(12)：1089-1122，看護学雑誌，
　　1992.
9）福西勇夫編著：統合失調症がわかる本．法研，2004.
10）根本豊實：Lecture 患者理解．1(9)：16-50，ナーシングカレッジ，1997.
11）野村総一郎，樋口輝彦編集：標準精神医学．第3版，医学書院，2005.
12）大熊輝雄：現代臨床精神医学．改訂第10版，金原出版株式会社，2005.
13）永峰　勲，大蔵雅夫，谷岡哲也編集：精神医学．中外医学社，2004.
14）ジュデイス M. シュルツ，ジェライ L. ヴィデベック著／田崎博一，阿保順子・他監訳：看護
　　診断にもとづく精神看護ケアプラン．第2版，医学書院，2007.
15）日野原重明総監修：ナーシング・マニュアル　精神障害・心身症看護マニュアル．学研，
　　1989.
16）坂田三允編：心を病む人の看護．中央法規，1999.
17）中井久夫，山口直彦：看護のための精神医学．医学書院，2001.
18）山田静子，鈴木俊夫編：ヘンダーソンの基本的ニードに基づく看護実習ヒヤリ・ハット防止マ
　　ニュアル．医歯薬出版，2006.
19）小此木啓吾編：新・医療心理学．からだの科学・増刊10，日本評論社，1989.
20）臺　弘：分裂病の治療覚書．創造出版，1992.
21）臺　弘，湯浅修一編：続・分裂病の生活臨床．創造出版，1987.
22）焼山和憲編著：増補版　はじめて学ぶ精神看護学．花書院，2017.

第 **4** 章

患者参画型・患者主体型の看護計画と看護記録

患者参画型（参加型）の看護計画は，1980年代後半頃より提唱され今日に至り，一般の診療領域はもとより精神科施設においても実施が試みられている[1]~[4]．患者参画型の看護計画は看護計画の共有が根底にあるので，「患者の納得」と「看護師の看護観」なしには計画を開示することはできない．患者は自分の価値観にもとづいて生活しているので，患者のインフォームドコンセントが必要である．多飲水の患者が「水を飲む」ことの意味と看護師が考える「水を飲む」ことの意味は異なるのである．基本的なことだが，看護行為は患者の価値観や気持ちを尊重して実施されるもので，看護師からの一方方向の働きかけではない．それゆえ，看護記録は患者の記録といわれるように，看護計画も看護師のための計画でなく，患者の計画でもなければならないということである．

1 患者参画型・患者主体型の看護計画とは

　患者参画型・患者主体型看護計画が注目されるようになった背景には，患者への情報開示とインフォームドコンセント，アドヒアランスといった，患者が治療に参加するようになった医療状況の変化がある．いわゆる，患者と治療者の立場の関係性を超えていこうとする試みである．

　患者参画型看護計画は，看護師―患者が共に，自立という目標に向かって，学習し，成長することにより，患者が「今ここで，の自分である」ということに気づくことができるような意識が育つことを期待するものである．

　特に統合失調症の患者では，自分の存在がなく，気持ちが空虚になっているという病状があるため，"今ここで，何が実現可能か"を共に考え，目標に向かうことによって，患者が"今ここに，自分が存在している"ことを認識していけるようにかかわることが必要である．

患者主体型看護計画は，患者が参画型看護計画に本格的に取り組み，患者自身が「自分のケアは自分で」していくことを考え，それについて認識できていることが基本となり，それを看護師がサポートするという立場で発展させるものである．そのため，患者が「今ここで，何が必要か（弱い部分）」に気づき，それを自分の力で求めることができるように，力を引き出すようにかかわること（エンパワーメント*アプローチ）が重要である．

患者参画型・患者主体型の看護計画の実践には，面接する場（プライバシーを保護し，自由な発言を促す場）を設定し，患者は自由意志による参加および自己決定を行うことが基本となる．計画立案は患者と看護師で行うが，家族の参加が必要になる場合もある．

＊米国の公民権運動のかかわりから発生した理念である．利用者の短所（マイナス面）に着目するのでなく，長所（プラス面，もっている力や強さ）に着目して支援する．それにより利用者が自分の能力や長所，もっている力や強さに気づき，自分に対して自信がもてるようになり，自分の目的に向かって主体的に取り組めるようになることを目指すものである．

1 | 患者の条件

（1）患者参画型看護計画が可能な患者

患者参画型看護計画は，看護師―患者が共に，自立という目標に向かって，学習し，成長することが期待される．患者は自己ケアの内容において，知識―認識―意識に向かう力を備えていることが求められるので，以下の要件を満たしていることが必要と思われる．

①感情の起伏がない者
②重度な認知障害がなく，日常生活活動に支障がない者（セルフケア介助者は難しい）
③入院して治療を受けている事実を理解している者
④看護計画が実践されていることを説明され受け入れ可能な者
⑤医療カンファレンスで実施可能と判断された者

（2）患者主体型看護計画が可能な患者

患者主体型看護計画は，参画型と異なり，患者自身が「自分のケアは自分でしていく」ことを考え，それについて認識できていることが基本となるので，以下の要件を満たしていることが必要と思われる．

①感情の起伏がない者
②病名告知がなされている者
③治療の必要性を認識できている者
④看護計画を実践していることを理解している者
⑤認知的理解ができる者
⑥計画立案者と人間関係（信頼関係）ができている者
⑦医療カンファレンスで実施可能と判断された者

患者参画型・患者主体型の看護計画を実践する看護師は，次のような姿勢と能力をもつことが大切である．

（1）コミュニケーション技法を効果的に活用する

面接や計画の開示場面で応答技法をうまく使える必要がある．患者から，「私のこと，どの程度知ってるの？」と問われたとき，「カルテでしかわからないんですよ」と答えてしまっては，患者は「私のこと何も知らないで」と怒りの反応をするかもしれないし，そこから関係性が断ち切れてしまうかもしれない．

また，計画立案で患者自身ができることに対して「どうしたらいい？」と患者から質問されたときは，「以前はどのようにやっていたの？　あなたなら，どうする？」といった答えが望ましい．看護師がとっさに「これは，こうしたらいいのですよ」と教えてしまったり，ややもすると，「この場合はこうするのよ」と反応型応答をしてしまったりすることがあるので注意する．

（2）患者のペースに合わせ，巻き込まれることなく，気持ちに寄り添う

患者によっては，早くよくなりたいといった焦りの気持ちから，無理な計画を言い出すことがあるので，患者がオーバーワークにならないよう，気持ちに寄り添いながらも，ゆとりをもった計画を立てられるようにサポートする．患者は見た目（言葉）と実際が違うことも理解しておくことが必要である．

（3）患者の考えや思いが「今ここで」達成可能か見極める

車いす移動しかできない患者が，「自分の足で退院したい」といった目標を掲げた場合，頭から「無理でしょう」と否定せずに，「そうよね，自分の足で退院したいよね」といったん受け止め，「そうなるためには，今何ができるようになればよいのか考えましょうね」と話して，小さな目標から達成することを考えられるように促す．

（4）患者の考えや思いが「今ここで」生じている生活障害であるかに焦点を当てる

患者参画型・患者主体型看護計画を実施している看護師の話を聞くと，「入院生活で困っていること，気になっていること」はないかを患者にたずねると，患者の多くは自身の生活障害のことではなく，「家にいる家族の問題」「経済的なこと」など別のことを「困っていること，気になっていること」としてあげるため，どう対応したらよいか戸惑うと言う．患者の気持ちは理解できたとしても，そのことは「今ここで」の問題ではなく，現時点で少しでも解決できることでもない．患者にとっては，自己の病状と異なることが「気になっている」のだろうが，看護師はそのことが生活障害や病状の回復に影響しているのかどうかを見極め，今生じている「生活障害に焦点を

当てる」ようにさせる.

(5) 患者の自己ケア内容が，自己の精神面（病理）に焦点化された ものでないか判断する

　患者の話す言葉に集中することで，あたかもそのことが事実であるかのように看護師も錯覚してしまうときがある（例えば，実在しない（死去している）兄の迎えを待っている患者など）．なかには，看護師が踏み込めない患者の自己の内面を，どう解決したらよいか困っていると打ち明けられ，「どうしたらよいか，今度一緒に考えましょう」と安易に会話を終えたが，看護師ではどうにもならないことに気づき，あとで患者に「このことは，今の現状ではどうにもできない」と話した途端，激怒され，関係の修復が難しくなったという例もある.

　妄想に支配された対人接触障害の患者が，「絶えずだれかが俺を見ているので，外に出られない」と話すこともある．この場合は，「だれかが見ている」という考え（患者の内面）に焦点を当てるのではなく，患者が人の目を気にしないようになるためには，どうしたらよいかを考えることも一手段である（p.75 表4-1 参照）.

(6) 患者が到底達成不可能な目標（ニーズ）に自己ケアを焦点化していないか判断する

　患者の目標はさまざまで，なかには到底達成不可能と思われる目標（ニーズ）もあるが，その気持ちに寄り添い，そうなるためには当面どうしたらよいかを一緒に考えるようにすることが大切である.

(7) 患者の性格や精神状態について把握する

　患者参画型・患者主体型看護計画を実施する看護師は，担当する患者の性格はもとより精神状態や，病気の特徴を把握していることが原則である．新人看護師や学生が実施する場合は，指導者や教員が同伴し，事前に患者情報などから，現在の精神状態，病気の特徴を学習して臨むことが大切である.

(8) 看護師の管轄外のニーズ（社会，家族間問題など）に感情移入しない

　(4) でも述べたとおり，患者へ看護計画の開示をするプロセスでは，患者は本題から離れて，解雇された過去の仕事の話や，どうにもならなかった経済的破綻，一方的な離婚，修復不可能な家族関係，家はあるが帰れない世代交代の問題など，「今の状況」ではどうにもならないことを話すことも多い．精神医療施設は，現代社会病理の縮図であり，現代社会の問題を垣間みることのできる場所でもある．こうした，今の状況では取り上げてもどうにもならないことは，話の過程で感情移入したくなることもあるが，管轄（看護師の責任範疇の看護）外であると割り切ることも必要である．しかし，患者はこうした心の奥に残った消せない思いを話すことで，自分を安心させていることもあるので，十分な傾聴は必要である.

3 | 目標の設定

（1）患者の目標（ニーズ）の例

①試験外泊したい（人の目が気になってできない30歳の男性）

②耳元で聞こえる自分の悪口をなくしたい（26歳の男性）

③今から芸能界に入るので，やせてかっこよくなりたい（標準体重を30kgオーバー，好褥状況にある60歳の男性）

④自分で食事をつくりたい（入院30年になりこれまでに包丁を持ったことはない45歳の女性）

⑤人気俳優のお嫁さんになりたい（身の回りのことができない50歳の女性）

⑥退院したら，高級レストランで食事をつくりたい（身よりもなく退院ができない65歳の女性）

⑦退院したら，薬学部に入学し薬剤師になりたい（高校中退の50歳の男性）

⑧退院したら，病院を買い取って院長になりたい（入院25年になる男性）

（2）患者と一緒に考えたプロセスの例

目標①「試験外泊したい」

・他者から本人（患者）の目が見えないよう，少し暗めのサングラスの使用を勧めた.

・鏡に映ったサングラスをかけた自己像を見て，自分の目が外から見えないことに安心したためか，就寝時以外サングラスをかけて日常生活を送り，時折外出ができるようになっていた.

表4-1 ▶患者と一緒に考えた目標と自己ケアの例

患者の言動	看護師の言動
	1. ○○さん，今困っていることは，人の目が気になって，部屋の中から外に出られないということでしたね？
2. はい，人の目が気になるんです.	
	3. 周りは，人ばかりですから，つらいですね.
4. でも，人から目を見られないように下を向いていれば，大丈夫ですから.	
	5. 入院する前は，どのようにしていたんですか？
6. 頭から袋を被って外出してました.	
	7. 頭から袋をですか，それは大変でしたね.
8. どうも袋を被って歩いていたことが，今回の入院になったようです. 入院するとき，	

患者の言動	看護師の言動
「馬鹿な格好するからよ」と，母親が言ってました．	
	9. 第3者から見れば，異様だったんでしょうね．
	10. 他の人から，○○さんの目が見えないようにするにはどうしたらいいか，一緒に考えましょうか？
11. 方法がありますか？	
	12. 方法というより，提案なんですが，○○さんの目が他の人から見えなければいいのでしょう．
13. そうですが．	
	14. サングラスをかけるというのはどうでしょうか？
15. サングラスですか？	
	16. かけたことはありますか？
17. いえ，まだありません．	
	18. 試してみるということで，どうでしょうか？
19. (少し考えて)母親に買ってきてもらいます．	
20. (数日して，母親がサングラスを持ってきたので，トイレに入り，サングラスをかけて鏡を見て安心したのか，就寝時以外はサングラスをかけて過ごし外出もできるようになっていた)	

目標②「耳元で聞こえる自分の悪口をなくしたい」

・好きな音楽をイヤホンで聴くことによって，嫌な幻聴を遠ざけることができるかもしれないことを説明し，携帯オーディオプレイヤーを勧めた．

・数日後，患者が自ら家族に携帯オーディオプレイヤーの購入を依頼した．

・音楽によって幻聴を紛らわすことができるのか，幻聴があると思われる時間には自らイヤホンをしていた．

目標③「今から芸能界に入るので，やせてかっこよくなりたい」

・希望する芸能界（映画）のジャンルを聞き，そのジャンルの芸能人のスタイル（容姿）を確認し，そのスタイルに近づくには，当面どうしなければならないかを一緒に考えた．

・本人が問題意識をもっているので，患者主体型看護計画を導入し，肥満体であるので，本人に負担の少ないラジオ体操や散歩などの運動メニューを一緒に考えた．

・運動を毎日して，毎週土曜日に体重を測定し，グラフに記入し担当看護師に体重

の増減を報告した.

目標④「自分で食事をつくりたい」

・厚紙とアルミホイルで包丁をつくり，握り方や切り方の操作の練習をした.
・操作がうまくなったところで，つくりたい料理とその必要材料を，患者自身に書き出させた.
・書き出した料理の材料を，新聞折込チラシで選び，買いものをする材料をメモに書き取るよう説明した.
・SSTで，買いものをする練習をした．練習回数を重ねることで，買いもののデモンストレーションがうまくできるようになったため，外出許可をもらい，実際にスーパーマーケットで買いものを経験した.
・料理の回数を重ねることで自信がついたためか，外出して自宅で昼食をつくれるようになった.

目標⑤「人気俳優のお嫁さんになりたい」

・SSTで「人気俳優のお嫁さんになりたいがどうしたらよいか」と問題提起し，実際に練習してみる.
・SSTの参加者から，その俳優のお嫁さんになるには当面どうしなければならないか，アドバイスをもらったところ，ある参加者から「その俳優のお嫁さんになるには，自分の身の回りが綺麗でないと，嫌われるよ」と発言があった．他の参加者からも，整理整頓を今から練習しておかないといけないと言われ，本人は気になったのか，翌日から身の回りを少しではあるが整頓していた.
・身近に目を向けられるようになったのか，数日後，他の入院男性患者と中庭を散歩する姿がみられた.

目標⑥「退院したら，高級レストランで食事をつくりたい」

・どのようなレストランの料理人になりたいのかをたずねた.
・なりたい料理人（なりたい自分）が決まったなら，その料理界の料理について材料や調理方法の情報を得るよう説明した.
・SSTの料理教室で調理し，参加者から料理の評価をしてもらった.
・将来的には，参加者や患者本人が納得できる料理がつくれるようになったら，料理を活かした社会参加を考える方向である.

目標⑦「退院したら，薬学部に入学し薬剤師になりたい」

・入試の勉強の前に，薬学部での学習内容について情報を得るように説明した.
・○○大学薬学部の大学案内が入手できたところで，入院しているあいだに，どういった自己学習ができるかを考えてみることを提案した.
・本人は「漢方薬」について学習したいと言い，漢方薬の生薬の配合について，本や資料などで自己学習していたが，入学してからの学習が大変なことがわかった

ようで，薬学部に入学するとは言わなくなった.

目標⑧「退院したら，病院を買い取って院長になりたい」
・SSTで1日院長になり，スタッフが1日院長である本人に物品要求，対外的な事務処理などを依頼した．実際やってみて大変なことがわかり，あきらめたようであった.

2 患者参画型の看護計画

看護計画は,
①看護をだれが実施しても同じ質の看護を患者へ提供することができること，さらに
②患者の自立目標を明確にすること，そして
③看護師が実施したことの根拠
となるものである.

　患者参画型の看護計画を開示することは，患者自身が自分の意志にもとづいて，自分のケアは自分でしていくというエンパワーメントを身につけることを目指すものである.

1 看護計画の開示方法

　以下に，ある病棟での看護計画の開示のプロセスを紹介する.

　ここで紹介する事例の看護計画および実際の看護記録は，内容に修正・訂正を加え，個人情報保護を加味している.

　看護計画の開示をするにあたって，まず事前に患者へアンケート調査を行い，看護計画の開示が可能かどうか検討した．アンケートの内容は，「患者様に対し日々看護師はどのような内容を観察したりたずねたり，またどのような考えで看護をしているか気になりますか？」「看護師が患者様の看護計画を立案していることを知っていますか？」「看護計画があることを知っている患者様は，知りたいと思いますか？」などである．この調査をもとに患者・看護師間で看護計画の開示について話し合って検討し，開示となった．開示のプロセスは次のとおりである.

（1）受け持ち看護師が立案した看護計画表（表4-2）をもとに患者用の計画表（表4-3）を作成する

　患者用の計画表の表現は，患者側の立場でわかりやすく記載する．精神に障害のある患者へ看護計画を開示するには，患者自身に対する言葉の表現1つひとつが微妙に影響されるので，患者に与える精神的影響も考慮しなければならない．開示する患者の看護計画と受け持ち看護師の看護計画は共有のものである.

（2）患者用の計画表を患者個人に説明し，保管は患者にしてもらう

　看護計画の開示は，面接室において個別に説明した．計画表は，自分で日々確認しやすいようにベッドサイドに掲示することが望ましいが，患者にとって自分の不足している力や意志，あるいは知識が他の同室の患者にネガティブな一面として知られては困る場合もあるので，患者が希望する方法で必要時確認できるような場所に保管してもらうようにした．

（3）定期的に患者と目標となる「社会参加に向けて強めなければならないこと」，日々の生活で「自分の（で）できること」などを話し合い，評価して修正変更を行う

　自分のできること，または自分でできることなどは，きちんとされているか．また自分ひとりでできない部分はないか．必要以上に無理をして頑張っていないか．精神に障害をもつ患者にあっては，患者の病状変化などにより生活状況が変化したり，日常生活がうまくいかなかったりすることは多々ある．どこに問題があるのか，患者の気持ちに寄り添いながら共に考え，軌道修正を話し合い，修正・変更して新たに「強めなければならないこと」を計画する．

　看護計画は，開放病棟で生活し社会参加を治療の目的にしている患者と，閉鎖病棟で生活し治療を受けている急性期の患者とでは，同様には開示できないようである．というのは，急性期にある患者では，精神的混乱が強く看護計画の開示による精神的負担がストレスとなり病状悪化をきたすこともあるからである．また，疾患や回復レベルによっても開示内容は制限される．

2 ｜ 患者への看護計画の開示内容

　精神科における治療・看護は，医療従事者と患者および家族を包含したもので，医療従事者と患者だけでは効果を得られないものである．いわゆる患者・家族の参画による治療・看護である．施設内における看護を提供する場合，患者が看護の内容について説明（インフォームドコンセント）を受け，患者が納得しないと期待する看護効果を得ることはできないものである．時に，「何を言ってもわからないから」と，あきらめムードで看護者中心の看護を一方的に実践しているという話を聞くことがある．看護の共有化は，患者と共に歩むことである．患者へ看護計画の内容を説明して実践する場合は，その人にわかりやすいような方法で説明し，治療・看護に参加してもらうことである．開示した看護計画を実践する場合，内容を患者に説明して行うことが大切な理由は，患者に自分に不足している力は何かを意識づけ，自分の健康管理は自分でしていこうという意志の発動につながるからである．これは，精神科看護のスキルだけではなく，すべての看護領域に必要なものである．例えば，看護計画の基本的要求の未充足の診断が，「気分転換の方法をうまく見いだせない」とあれば，看護の実践を「○○さん，今日は天気がいいので，気分転換のために一緒に散歩しませ

んか」と働きかけるようなものである．散歩が終わったあとで「散歩して少しは気分転換になりましたか」と確認することで，評価につながる．

　以下の事例は，30歳代の男性で，統合失調症で病的多飲水の患者である．社会参加を目的とした開放病棟で生活しているが，日常生活の乱れがあり生活改善を必要としている．

表 4-2 ▶看護師主導型の看護計画

月日	基本的欲求の未充足状態の診断	基本的欲求の充足状態・充足範囲		基本的欲求の充足・強化・補填行動への援助行為
9月4日	＃1 妄想に支配された行動・言動による日常・社会生活の障害	・基本的欲求の充足状態 　現実と妄想の区別ができるようになる ・基本的欲求の充足範囲 　現実的な会話ができるようになる	O T	1. 幻覚妄想に支配された会話の内容や表情 1. 妄想による会話で他患とのトラブルがあれば被害患者へ説明する 2. 起床時は洗面・歯磨きをする 3. 上着が汚染した場合は入浴日に着替える 4. ベッド周りは整理整頓し清潔に保つ
12月10日	＃2 多飲水が影響する電解質のバランス変調が引き起こす意識障害	・基本的欲求の充足状態 　体重日差3kgを保持することができる ・基本的欲求の充足範囲 　体重管理時間内の飲水はコップ1杯を守ることができる	O T	1. 睡眠状態，飲水の仕方 2. 口渇・かくれ飲水の有無 3. 体重測定（標準体重70kg） 　起床時，10時，14時，16時，20時 4. 日差3kgの限界体重増加時は電解質の検査チェックを行う 5. 意識状態・行動変化の観察 1. 多飲水が身体に与える影響について話し合う 2. 飲水量が目立つ場合は看護師に相談する 3. 院内レクリエーション時のジュースは日差3kg以内なら可とする 4. かくれ飲水を発見したときは厳重注意する 5. 毎日午前・午後病棟周辺を5周ウォーキングするよう促す 6. 飲水のニーズが強いときは体重測定により日差3kg以内で可とする

| | | 7. 雨天時は，病棟内を 20 分間ウォーキングする |
| | | 8. 体重測定で日差 3kg オーバーのときは隔離とする |

（O：観察，T：看護と治療）

表 4-3 ▶ 患者へ開示する看護計画

氏名		期間 X 年　　月 ～ X 年　　月 第 1 回目の評価　　X 年　　月		
月日	社会参加に向けて私が強めなければならないこと	自分の（で）できること		評価
9月4日	#1 自分の考えや言動・行動が社会参加に向けてマイナスの状況になることに気づく	1. 自分の考え，感じ方，行動，生活習慣に変化があれば看護師に相談する		
		2. 睡眠がとれないときは看護師に相談する		
		3. 他の人に話すときは相手に変な内容を話していないか相手に確認する		
		4. 朝起きたら洗面・歯磨きを忘れずにする		
		5. 下着は毎日交換する		
		6. 上着が汚れたら入浴日に新しい上着と交換する		
		7. 入浴時は，自分の力でからだを洗う．自力で洗えないときは看護師に言って手伝ってもらう		
		8. ベッド周りは綺麗に片づけておく		
12月10日	#2 過剰飲水が身体に悪いことがわかり，その行動を制限する意志力を強める	1. 飲水したいときは体重測定して，基準値を超えていなければコップ 1 杯だけ飲む		14 時の体重測定後は飲水量が増えているので「私のできること」は継続するトイレの中でかくれ飲水をしたりするので，継続する
		2. 1 日 5 回，起床時，10 時，14 時，16 時，20 時の体重測定を忘れない		
		3. 飲水量が増えそうなときは看護師に相談する		
		4. 飲水したい気持ちが強いときは，かくれ飲水をせず，体重測定して，日差 3kg 以内を確認し，許可をもらい飲水する		
		5. 毎日，無理をしない範囲で午前・午後病棟周りを 5 周ウォーキングする		起床時と 10 時の日差限界体重が 10kg になり，隔離室で生活となったので，継
		6. 雨天時は，病棟内を 20 分間ウォーキングする		

		7. 行動の制限を受けない適量の飲水行動をする	続する

　患者に開示する看護計画は，受け持ち看護師の立案した計画をコピーしたものでなく，患者にわかりやすい言葉で説明されているもので，専門職の立場から患者の基本的欲求の未充足状態の診断（社会参加に向けて強めなければならないこと）を導き出している．そして，開示して患者が納得して共有でき，自分でできることがわかりやすく表現されていなければならない．

　患者への開示には2通りの方法がある．1つは，今困っていることや問題，病気が原因となっている生活障害などを，患者のわかりやすい用語を用いて，基本的欲求の未充足状態の診断（社会参加に向けて強めなければならないこと）と自分の（で）できることを一緒に導き出す方法である．p.75の表4-1はこのための面接の例である．もう1つは，患者へ看護計画の開示について，事前にインフォームドコンセントを行い，了解のもと，既存の看護計画を患者へわかりやすく書き改め，受け持ち看護師からみて，社会参加に向けて強めなければならないことを患者へ開示する方法である．表4-2，4-3は，2つめの方法である．

3　患者主体型の看護計画

1　患者主体型看護計画の実施方法

　患者主体型看護計画の実施で基本になるのは「そのことを自分の力で行うことができるように，その力を引き出すようにかかわる」ことなので，実施者はSSTなどの基本訓練モデルを学習していることが望ましい．学生が実施する場合は，事前にデモンストレーションなどを行い，コーディネートできる指導者および教員などが立ち会う．

　立案された計画は，患者の意志を反映させたものであるが，看護師は常に，患者がそれ（自己の計画）に対して，知識をもつ段階から認識をもつ段階，さらに意識をもつ段階へとプロセスを形成しているかフィードバックしながらサポートすることが必要である．

（1）健康回復プランを一緒に作成するための面接を設定する

　日常のコミュニケーションのなかで，看護師は前もって「一緒に○○さんの健康回復プランを考えませんか」と話をしておく．なかには面接を避ける患者もいるので，無理強いしないで，機会を設けてそれとなく進めるほうがよい．

　了承を得たら，時間と場所を設定し面接の約束をする．

（2）面接の実施

　患者主体型看護計画立案の面接の進め方の一例を紹介すれば，次のようになる．

①患者の「困っていること，気になること」などはないか対話をもつ

看護師：「このところ，ゆっくり話す機会がなかったよね．○○さんは普段，何も言わないけど，何か気になることや，困っていることはない？」

「困ったことはない」と反応する長期入院患者においては，現在の入院生活に満足しているとも言えるため，これもある意味問題となる．患者参画型計画に変更することを考慮する．

「特にないけどね」と言う患者に対しては，「毎日の生活のなかで改善したいと思っていることなどはないかしら？」と問いかける．

自己ケア計画表の用紙を見せ，患者に自筆（または，代筆）させながら言葉で確認してもらう．

②患者の頑張りをほめる

看護師：「○○が気になるのね」「それについて何か頑張っていることはある？」

患者が頑張っていることを話せば，「よく頑張っているじゃない」「これから，もっと自分なりにどうなりたいの？」と話を誘導する．

③患者が自分の弱みを強くする方法を考える

患者がなりたい自分を表現したら，それに近づくためには（不可能であっても，患者の当面の期待と希望に合わせる），どうしたらよいか一緒に考える．自己ケア計画表ができあがったら，患者から署名をもらい，2枚作成し，1枚は患者に渡す（もう1枚は看護日誌に保存）．

④患者は自分のペースに合った計画を立案する

成果はすぐには出ない．無理に頑張ったりして焦らず，今と同じように自分のペースで，看護師からの手助けをもらいながら，無理な場合はパスしてもよいことを伝える．自己プランであっても，「できないこと」や「無理なこと」は自分の言葉ではっきり断ることを約束させる．ケアプランは患者の思いや価値観を尊重して行われるものであり，看護師の判断を優先しない．患者が戸惑っているようであれば，「パスしてもよいし，どの程度だったらできそう？」と聞いて③に立ち返って修正変更する．

⑤次回のスキル評価日を決める

ケアプランは患者が毎日確認できる場所に貼ってもらう．看護師は，患者と考えと気持ちを共有する．併せて再度，無理に頑張ったりしないように説明する．次回の面接日を確認する．

⑥できたこと，できなかったことを確認する

評価日には，場所の設定をし，面接を行う．患者を尊重し，できていないことを責めたりせず，看護師と計画した内容ができていること，頑張っていることなどを表にしてほめるようにする．

患者の面接時の対話（学生の実施した例）を表4-4に，また，それにもとづいた自己ケア計画表を図4-1に示した．

表 4-4 ▶患者主体型看護計画の立案（対話記録）

　患者主体型看護計画を立案する場合，患者自身が「自分の言葉で」頑張れることを立案することが大切である．「自分の言葉で」と言うのは，自己確認と約束の意味が含まれている．計画に取り上げても患者自身が実践できなければ意味がないからである．

患者の言動	学生の言動	評価
	1. おはようございます．今日は天気がいいですね．昨夜は眠れましたか．	〈指導教員と一緒に，患者主体型看護計画の立案を行う〉
2. （ベッドから起き上がり，少し眠たそうに）ああ…，おはようございます．よく眠れました．		
	3. 今日は，○○さんの気になっていることや，困っていること，これからどうなりたいか，など一緒にお話をしながら考えられたらな，と思っているんですけど，20分ほどお時間よろしいですか．	対話と，必要な時間の契約をする．
4. あー，別に構いませんよ．（不思議そうな顔をして）私のですか？		
	5. はい，ご迷惑ですか？	意志の確認をする．
6. 迷惑じゃないけど，わかるかな．		
	7. 難しくありませんよ．入院していて，気になっていることや，困っていることなどありますか．	自分で解決できる問題はないか問いかける．
8. （首をかしげて）そうやな……困っていることはないな．できたら退院できたらいいなぐらいかな．		
	9. 「退院できたらいいな」ですか．これは学生の私にはどうもできませんね．他に，気になっていることはありませんか？	単調な精神生活のなかで,何か気づきを与えるようにする．
10. （急に思い出したように）そうや，前から気になってるんや．体重が80kg くらいあるやろ．身長は163cm くらいしかないもんね．起き上		

84

患者の言動	学生の言動	評価
がるのもやっとだし，靴下も思うよう履けん．少しはやせてカッコよくなりたいね．		
	11. これからどうなりたいか，あるじゃないですか．	目標となる身近なゴールを決める．
12. そうやそうや．やせないかんのよ．先生が生活習慣病になって大変なことになると言ってた．		
	13. 私が，○○さんの自己ケアについて，一緒に考えるので，この用紙にお話ししながら書いていきます．○○さんも書いたり確認したりしてくださいね．	自己確認することで，エンパワメントを引き出すようにする．
14. はい．（と言って，床頭台の引き出しから鉛筆を取り出す）		
	15. 話したり，答えたりするのが嫌だったら，いつでもやめることはできますので，言ってください．	自由意志の尊重と拒否権のあることを告げる．
16. （軽く頷く）		
	17. ○○さんは，太っていることが気になっていると言われましたが，毎日の生活で，からだに悪いかなと思っていることはどういうことがありますか？	考える幅をもたせる．
18. うん，食事が不規則やな．それと，コーラが好きだから1日に3本くらい飲むね．あとは，お腹が空いたら，すぐカップラーメンを食べるね．		
	19. 1つめは，3食の食事が不規則になりがち．2つめは，コーラを1日に3本飲む．3つめは，お腹が空いたら，すぐにカップラーメンを食べる，ですね．	事実の確認をしながら，自己ケア型計画に記入して，自分の言葉で確認する．
20. そうやな．不規則とコーラが多い．カップラーメ		

患者の言動	学生の言動	評価
ンの食べすぎかな.	21. 本当に，からだに悪いというより，太る食べ物ばかりですね.	本人に事実の確認をしてもらう.
22. （きまりの悪そうな様子で）悪いことはわかっているんだけどな. でも我慢できんもんね.		
	23. （少し笑いながら）これは駄目，は一度に全部，できないですよね. これから頑張れることを考えましょう.	「無理をしない頑張り」を説明する.
24. （素直に）うん.	25. ○○さん，今頑張っていること，自分でできていること，やっていることがありますか？	自分の頑張りを意識させ認めるようにする.
26. なんでもいいかね.	27. はい. 今の病棟生活のなかで，やっていること全部です.	
28. タバコをやめているね. 毎週，病棟活動の英会話に参加していることもかね. 毎朝，ラジオ体操に参加しているね. それくらいかな.		
	29. （患者主体型看護計画に確認しながら記入する）禁煙している. それと，毎週，英会話に参加していること. 毎朝，ラジオ体操に参加していることですね. けっこう頑張ってますね. すごいですね，なかなか続けることはできませんよ.	頑張りをほめる.
30. （いきなり笑顔で言う）ハビュー，ホヴィー？		
	31. えー？（なんですか. 先生，何と言ったんですか？）教員〈自分の頑張りをあなたに紹介したんじゃないの. あなたの趣味は何	

患者の言動	学生の言動	評価
	か聞いているんだよ．答えてあげなさい〉 あっ，はい，マイホビーイズ，トラヴェル．	
32．旅行が趣味ですか．いいですね，今度旅行の話もしてください．		
	33．すごいですね．いきなりで，びっくりしました．今度旅行の話もしましょうね． 次に，今の生活じゃ悪いと思っているんですよね．これから，もっとどうなりたいか，目標はありますか．	からだによくないことの確認と自分でできる目標を考える．
34．（考えるように）そうだね，まずは，老化現象が起こらないようにしないといけないね．さっき言ったように，みっともないから体重を減らしたいね．20kg は減らしたいね．		
	35．1つは，老化現象が起こらないようにからだを鍛えること．2つめは，みっともないから体重を減らしたいことですね．今，76kg ですから56kgですか．一度には無理ですよね．	「どうなりたい自分」を確認する． 無理な目標や焦りを最小にする．
36．じゃあ，58kg にしときます．		
	37．56kg から58kg に変更しますね． 最後になりますが，なりたい自分に近づくためには，○○さんはどのようなことができると思いますか，簡単なことでもいいですよ．	目標の確認をする． 無理のない目標を決めてもらう．
38．食べ物では，カップラーメンを減らすことはできるかもしれないね．日曜日に食べるとか．		

患者の言動	学生の言動	評価
	39. お腹が空いたらでなく，日曜日に1個食べる，ですね，それと……	自分のやれる頑張りを確認する.
40. 日曜日に体重を計る.	41. これは大切ですよね.どの程度減っているか確認できると励みになりますよね，他にはどうですか？	頑張りにつながることを説明する.
42. 運動もできるね.	43. どういった運動ですか？	
44. 中庭を散歩したり，雨のときは病棟の廊下を往復する.	45. 無理はないですか？	焦りや無理はないか確認する.
46. するときは，看護師さんに声をかけてからするようにするよ.	47. そうですよね，看護師さんに声かけてからすると，安心ですよね. すごいですね. 今まで，話した内容を，この用紙に私が書き直して，指導者の方に確認してもらい，○○さんのところに持って来ますので，見えるところに貼ってくださいね.	自分で考えたことをほめる. 自己ケア計画の作成をする.
48. よろしくお願いします.	……数時間後…… 49. ○○さん，指導者の方に確認してもらいました．OKだそうです．もう一度，頑張れる内容を確認してもらえますか，	意志の確認をする.
50. はい．（内容を黙読している） どうにかやってみます. 少しはやせたいもんね. （床頭台の上に貼っている）	51. 明日から実行ですね.くれぐれも無理をしないように，マイペースでや	マイペースでするよう説明する.

患者の言動	学生の言動	評価
52. 来週の日曜日から体重測定ですよね.	りましょうね. 53. 私が明日体重のグラフをつくってきます. 一緒に頑張りましょう.	

自己ケア計画表

この用紙には，○○さんが社会参加に向けて必要な頑張りが記録されています.

1. 日常生活のなかで，悪いかなと思っていること
・3 食の食事が不規則になりがちである. ・コーラを 1 日 3 本くらい飲む. ・お腹が空いたら，すぐカップラーメンを食べる.
2. 今，自分でできていること，継続していること，頑張っていること
・禁煙している. ・毎週，英会話に参加している. ・毎日，ラジオ体操に参加している.
3. これから，もっと自分はどうなりたいか. 自分の望ましい姿など目標となること
・老化現象が起こらないようにからだを鍛えたい. ・みっともないから体重を減らしたい. ・76kg から 58kg になりたい.

4. なりたい自分や望ましい姿に近づくためには，どのようなことができますか	
食　　　事	運　　　動
・カップラーメンは毎週日曜に 1 個食べる. ・毎週日曜日に体重計に乗り，グラフに体重を記入する.	・天気のよい日には中庭を 1 周する. ・天気の悪い日には，病棟の廊下を 2 往復する. ・散歩するときは，看護師さんに声をかけてからする.

図 4-1 ▶自己ケア計画表

2 | 看護計画の開示方法

　　看護計画の開示によって患者は，「看護師さんたちは私のことをどのようにみているのだろうか」といった心理的な不安や圧迫を受ける可能性が大きい. 患者は記録にある言葉（用語や文言，会話など）を敏感に感じ取るので，記録の表現や説明は患者に配慮したわかりやすいものでなければならない.

　　患者主体型看護計画の展開例を表4-5 に示す.

表4-5 ▶患者主体型看護計画の展開例

①患者個人情報

入院 20■■ 年 ○月 ○日	入院形態 任意入院	精神保健福祉手帳 申請していない	健康保険 ○○保険
基本的欲求の充足に影響を及ぼす常在条件		基本的欲求の充足に変化を与える病理的状態	

基本的欲求の充足に影響を及ぼす常在条件	基本的欲求の充足に変化を与える病理的状態
1. 年齢 50歳代 女 2. 性格、気質など おとなしい 几帳面 3. 家族背景およびキーパーソン 実兄、義姉 4. 面会、外泊の頻度 情報なし	1. 健康歴 1) 診断名 統合失調症 2) 現病歴 1回目は、20▲▲年1月、「亡くなった兄の声が聞こえる」と言い、○○大橋から飛び降りようとしているところを保護され入院となる。 20■■年8月、アパートで一人暮らしをしていたが、被害的・混乱・妄想活発になり、任意入院する。今回で13回目の入院となる。 3) 検査データの所見 1/19検査データ ・中性脂肪 163mg/dL ・赤血球 409万/μL ・Hb 12.7g/dL ・Ht 38.9% 評価 ・中性脂肪：代謝疾患、貧血の可能性があげられる。 ・赤血球：貧血 ・Hb：軽度貧血 ・Ht：貧血 4) 治療的アプローチ ロドピン（ゾテピン） 50mg×3 毎食後 ・作用：抗ドーパミンと抗セロトニン作用。陽性症状（妄想、幻覚、混乱、興奮）と陰性症状（感情鈍麻、思考・意欲減退）に効果的。 ・副作用：立ちくらみ、めまい、眠気、口の渇き、便秘、尿が出にくい、動悸、体重増加、手のふるえ、こわばり、じっとできない、長期服用時は遅発性ジスキネジアにも注意。悪性症候群に注意。 アキネトン（ビペリデン塩酸塩） 1mg×3 毎食後 ・作用：主にパーキンソン病に使われる薬。同精神薬投与によるパーキンソニズム・ジスキネジア・アカシジアなどで現れる手のふるえやからだのつっぱりを抑える治療や予防に使われる。 ・副作用：吐き気、口の渇き、便秘、尿が出にくい、かすみ目など、まれに、興奮、もうろう状態、幻覚などの精神症状が出現する。 レキソタン（ブロマゼパム） 5mg×3 毎食後

入院　20■　年　○月　○日　入院形態　任意入院　精神保健福祉手帳　申請していない　健康保険　○○保険

基本的欲求の充足に影響を及ぼす常在条件	基本的欲求の充足に変化を与える病理的状態
・作用：鎮静・睡眠作用。抗不安作用を現す。また、筋弛緩作用、抗けいれん作用もある。 ・副作用：眠気、ふらつき、脱力感 ツムラ抑肝散加陳皮半夏エキス顆粒　2.5g×3 毎食後 ・作用：神経の高ぶりを抑え、筋肉の"こわばり"や"つっぱり"をゆるめ、心とからだの状態をよくする。吐き気や食欲不振にもよい。 ・副作用：胃の不快感、食欲不振、吐き気、下痢 バップフォー（プロピベリン塩酸塩） 10mg×1　朝食後 ・作用：膀胱収縮抑制作用。頻尿や尿意切迫感、尿失禁の治療薬 ・副作用：口の渇き、便秘、尿が出にくい、目のかすみ、ゆまい感 ニューレプチル（プロペリシアジン） 10mg×1　寝る前 25mg×2　朝食後 ・作用：抗セロトニン作用。陽性症状（妄想、幻聴、混乱、興奮）と陰性症状（感情鈍麻、思考・意欲減退）に効果的。鎮静・睡眠作用。抗不安作用 ・副作用：手のふるえ、身体のこわばり、つっぱり、口の渇き、尿が出にくい、便秘、目のかすみ、立ちくらみ、動悸など リスパダール（リスペリドン）　2mg×2 寝る前	・作用：陽性症状（妄想、幻聴、混乱、興奮）と陰性症状（感情鈍麻、思考・意欲減退）に効果的。 ・副作用：立ちくらみ、めまい、眠気、口の渇き、便秘、尿が出にくい、動悸、体重増加。血糖値が上昇しやすくなるので指導を行う。 バファリン（アスピリン・ダイアルミネート） 81mg×1　朝食後 ・作用：発熱・疼痛抑制。抗血栓・抗血小板作用 ・副作用：胃腸障害、歯ぐきの出血や皮下出血、血尿など出血傾向 アナフィラキシー・ショック、じんま疹、全身発赤、顔や喉の腫れ、息苦しい（ぜーぜー）、冷汗、顔が白くなる、手足のしびれ、脈が弱い、血圧低下、目の前が暗くなり意識が薄れる。 ラシミール（デパピンナトフィン塩酸塩） 125mg×1　朝食後 ・作用：真菌症状（塗り薬で治りにくい爪の水虫や角化型の水虫に適応） ・副作用：肝臓機能低下 デパケンR（バルプロ酸ナトリウム徐放錠） 200mg×1　寝る前 ・作用：抗けいれん。薬陽性症状（妄想、幻聴、混乱、興奮）と陰性症状（感情鈍麻、思考・意欲減退）に効果的。 ・副作用：傾眠、眠気、悪心、嘔吐、高アンモニア血症、体重増加など

②アセスメント

項目	基本的欲求にもとづいた生活状態	基本的欲求の充足と限界の解釈・分析	臨床判断	統合
1. 呼吸	呼吸器疾患の既往はなく、顔色、口唇、爪甲色は良好である。呼吸苦や咳嗽・痰、呼吸困難などはない。以前は喫煙していたが、からだのことを考え、1カ月前から禁煙している。現在も禁煙中である。血液検査(1/19)はHb12.7g/dLである。	本人は以前は喫煙していたが、悪性疾患になりうることを考え禁煙している。血液検査では基準14～18g/dLよりも低く、軽度貧血であるといえる。バイタルサインで一般状態を観察していく必要がある。		
2. 飲食	カップラーメンや菓子パン、まんじゅう、ジュースなどが好きで買い物に行った際は必ずといっていいほど購入し、空腹時に食べている。また、喫煙をやめてから間食の量が増えているのでとより、禁煙によるリバウンドが考えられる。それにより、現在食事内容は通常食の－200kcalである。 ・身長 163cm、体重 77.8kg ・患者の身長、体重から、BMIは29.3であり、肥満である。 ・基礎代謝量は21.5×77.8＝1,672.7kcal ・1日の適正エネルギー量＝ 58(標準体重 kg)×25～30＝1,450～1,740kcal 検査データ(1/19)：中性脂肪　163mg/dL	普段から運動をしておらず椅子やベッドに座っていることが多い。そのため活動量は少ないと考えられる。日中の活動は、軽労作の範囲で1日の適正エネルギー量は1,450～1,740kcalである。エネルギー摂取は、病院食(1,600kcal)で適正エネルギー・基礎代謝量を満たしているので問題ない。しかし、患者は食事(主食)を残しているにもかかわらず、買いものやカロリー食品を購入し、間食していることから、高カロリの中性脂肪も基準値(50～150mg/dL)の範囲を超えていると考えられる。この状態が続くと脂質異常症となり動脈硬化を起こし、血管内に血栓ができ狭窄・閉塞する可能性がある。その予防として現在パファリン®を服薬している。 間食に関しては、今以上の体重増加が起こらないように本人が我慢できるような生活習慣改善のための患者主体型看護計画を立て、意志力が強まるよう手助けする必要がある(適度な運動、間食に対する注意事項など)。	①間食を我慢することができないため必要量以上のエネルギーを摂取している	

項目	基本的欲求にもとづいた生活状態	基本的欲求の充足力と限界の解釈・分析	臨床判断	統合
3. 排泄	便は毎日なく、現在（2/21）は4日間排便していない。患者から腹満や腹痛などの訴えはないが、触診すると軽度腹満があった。 排尿に関しては尿量測定などは行っていないが、日中でも頻回にトイレに行くことが多い。 ・5日排便がない場合、下剤・浣腸使用 バックブォー10mg×1　服用	便秘傾向であるが、本人から腹満や腹痛などの訴えはない。触診すると軽度腹満があることから便秘の様子である。便秘の原因としては、薬による影響（副作用）と、運動不足による腸の蠕動運動機能低下があると思われる。よって今後も便秘になる可能性は大きい。日中は散歩をしたり水分摂取を促したり、自分で腹部マッサージをしたりするなど、便秘の予防ができるよう手助けする患者主体型看護計画が必要である。また便秘の問題は、間食（食品）にも関連していると考えられる。カップラーメンのような炭水化物を多く含むインスタント食品を多く摂取していると便秘になりやすいので、自分の意志で減量できるような意志力を強める手助けが必要である。 排尿に関しては、日中にトイレに行く回数が多いことから神経性頻尿ではないかと考えられる。そのため、バックブォーを服薬し、治療を行っている。	②薬剤の副作用で起こる便秘 ③運動不足による腸の蠕動運動機能低下に起因した便秘	②③ 薬剤の副作用と運動不足による腸蠕動運動機能低下に起因した便秘
4. 活動・姿勢	自立しており、ふらつきなく安定している。日中はデイルームでのクラブに参加したり、同じ病棟内の友だちの部屋を訪ねたりしているが、普段から運動はしていない。椅子やベッドに座っていることが多い。	ADLは自立していることから、今後ともこの生活を維持できるよう支援する必要がある。また、デイルームで行われているフリータイムにも毎日参加しており、自分の存在感を表現ができている。統合失調症の症状である意欲の低下・関心の低さなどは見られない。		
5. 睡眠	夜間は「眠れている」と言うが、昼間から午睡している。昼間から午睡している時間は決まっていること	睡眠薬は服用しておらず、睡眠に対して気になることは聞かれないので、睡眠の充足はできていると考えられ		

項目	基本的欲求にもとづいた生活状態	基本的欲求の充足力と限界の解釈・分析	臨床判断	統合
休息	尿意を感じ目覚める。 夜間睡眠時間：7～8時間	る。 午睡は肥満からくる「疲れやすさ」からきていると思われる。少しの睡眠は疲労回復に効果的であるが、昼間の午睡が夜間の睡眠に影響を及ぼすようなら、午睡の時間を利用しての有効な活動ができるよう手助けが必要である。		
6. 衣類	更衣はできているが、靴下を履くときもメタボリックな腹部が邪魔となり、からだをかがめて履くことができず、ベッドに足をかけ履いている。	肥満の体格から、靴下の着脱の際にバランスを失い転倒する可能性も大きである。そのため、ベッド上に身体全体がしっかり乗ったうえで履くなど、安全性に配慮した指導を行う必要がある。本人が、メタボリックを改善できるような飲食を考えることができる意志力を強める必要がある。	④肥満により靴下着脱時にバランスを崩しベッドから転倒するおそれがある	
7. 体温 循環	体温 35.8℃ 脈拍 90回/分 血圧 126/80mmHg 血液検査データ(1/19) 赤血球 409万/μL、Hb12.7g/dL、Ht38.9%	体温・血圧に関しては、患者の健常範囲内である。脈拍に関しては、頻脈である。頻脈が起こる原因としては、貧血が当てはまる。 血液検査データは、赤血球、Hb、Htそれぞれ基準値より低いことから貧血状態にある。しかしFeに異常値はないので鉄欠乏性貧血ではないと考えられる。他にも考えられる貧血の原因として、貧血の原因については二次性再生不良性貧血（抗けいれん薬によるもの）、ビタミンB_{12}欠乏性貧血、葉酸欠乏性貧血などが考えられる。また、	⑤貧血によるめまい・ふらつきの可能性	

項目	基本的欲求にもとづいた生活状態	基本的欲求の充足と限界の解釈・分析	臨床判断	統合
		食生活（偏食など栄養バランスの悪い食事やダイエットなどにより食物からの鉄分の摂取不足する）により起こっている可能性が考えられる。貧血は赤血球産生の低下と、破壊・喪失の亢進どちらかが原因で起こる。それに加え、薬剤の副作用（めまい、ふらつきなど）も貧血に悪影響を与えると考えられる。よって、患者にそのような症状が表れないかどうか日々のかかわりのなかで観察していく必要がある。		
8.清潔	入浴に関しては自立しており、決められた日のシャワー浴・入浴をしている。入浴後は、髪をくしでとかしている姿がみられる。口腔ケアも自立しており、1日2～3回行っている。	入浴は、指定日にシャワー浴・入浴に行き、身体面の清潔は保持している。髪をくしでとかしている姿がみられることから、本人は美的表現を気にしていると考えられる。清潔意識が持続できるよう支援する必要がある。口腔ケアも自立している。		
9.安全	ベッドから降りるときたまにふらつく様子がみられる。ベッドの端に座る癖があるようである。ベッドから起きるときは、手すりに手が届いていない（手すりは足元側につけている）。そのためからだをねじりつつ手を使い、起き上がる。	ベッドからの起き上がり動作に時間がかかり、また、バランスの悪い起き方であるので上半身のバランスが崩れやすい。それが転倒・転落につながるため気をつけなければならない。起き上がり動作時は患者を観察するとともに、安全に起き上がるための工夫をどうしたらよいか本人と考え、効果的な起き上がり方ができるよう手助けする必要がある。	⑥起き上がり動作時にバランスを崩し転落するおそれがある	
10.コミュ	独身のため家族はいない。現在、兄と義姉が経済面の支援を行っている。受け入れは無理とのことより、今後	兄と義姉が面会に来ているかどうかはまだ情報不足である。		

項目	基本的欲求にもとづいた生活状態	基本的欲求の充足と限界の解釈・分析	臨床判断	統合
ニケーション	も施設での生活が必要であるといえる。下を向いて話すことが多く、話が聞こえづらいときがある。医療従事者、他患者との人間関係は良好である。	本人との会話で聞きとりづらいときがあるが、会話には支障はない。また、同じ病室の患者や別室の仲のよい患者のもとへ行き話をするなど、他の患者との交流があるので、今後とも病棟内の人間関係が維持できるよう支援する必要がある。		
11. 宗教	○○教	情報不足のための分析には至らない。		
12. 職業	以前は3社ほど仕事に就いていたが、それぞれ10カ月ほどで辞めている。	情報不足のための分析には至らない。		
13. レクリエーション	院内ボランティアの英会話クラブを楽しみにしており、毎回積極的に参加している。	英会話クラブでは英語で質問したり答えたりしなければならないため、自由時間に英語の自己学習を行っている。レクリエーション活動に関しては意欲があるため、継続できるよう支援する必要がある。		
14. 健康学習	任意入院である。看護師の援助・助言などに対して素直に受け止めており、協力的である。	健康上気をつけていること、疾患についての病識があるかどうかは確認できていない。喫煙に関しては吸いすぎるからだを悪くするという知識をもっているため禁煙に踏み切れたのではないかと考えられる。今後とも禁煙生活が維持できるよう支援する必要がある。患者は昼食前や昼食後（14～15時頃）に間食をしている。それが習慣づいたことから肥満になったと考えられる。間食は肥満を助長するため、自ら肥満	⑦間食による るカロリー の過剰摂取	⑰ 間食による カロリーの 必要量以上 のエネル ギー摂取

項目	基本的欲求にもとづいた生活状態	基本的欲求の充足力と限界の解釈・分析	臨床判断	統合
		を改善することができるように手助けが必要である。		
15. 自我	おとなしい。几帳面。マイペースな性格で、話をしている最中でも立ち上がりトイレに行ったりする。話すときはうつむいていることが多い。	病棟でのトラブルなどではなく、控えめな雰囲気である。ベッドの上に小さく糸や髪の毛などが落ちていると気にして拾い、捨てる。マイペースな性格なので、患者のペースに合わせたコミュニケーションを行っていく必要がある。		
16. 精神的・身体的安楽	自宅退院を希望しているが、施設入所がその通過点になることを本人なりに理解している。そのため、病院からの施設見学会に時折参加している。隣人に対する被害妄想はほとんど聞かれなくなったが、他患からの嫌がらせを受けるといった妄想の訴えは時折聞かれるとのことである。	自宅への退院を望んでいるが、他者から嫌がらせを受けるのではないかという不安があるようである。本人は、自宅退院するには施設見学会へ行くことが通過点である。そのため、施設見学に参加しているようである。そのため、施設見学に興味をもつことで社会復帰に興味をもつことができるよう手助けが必要がある。	⑧社会に出ると他人から嫌がらせを受けるという不安があることで退院することに一歩を踏み出せない	⑧社会に出ると他人から嫌がらせを受けるという不安があることで退院することに一歩を踏み出せない
17. 性	情報なし	情報不足のため分析には至らない。		

③基本的欲求の未充足状態の診断と計画立案

月日	基本的欲求の未充足状態の診断	基本的欲求の充足状態 / 基本的欲求の充足範囲	OTE	基本的欲求の充足・強化・補填行動への援助行為
2/22	#1 社会に出ると他人から嫌がらせを受けるという心配があることで退院する一歩を踏み出せない。 ・他から嫌がらせを受けるのではないかという不安がある。	【基本的欲求の充足状態】 退院後の生活には心配はないと口に出して言うことができる。 【基本的欲求の充足範囲】 ①3/1までに、患者が退院後の心配について相談できる。	O	1. 退院後の生活に対しての話をしたときの患者の表情・言動（緊張した表情をしていないか、拒絶反応はないか） 2. 自宅退院に対する意欲（施設見学への参加や患者本人の言葉（退院して一人で暮らしたい）などから確認）
			T	1. 患者の話・訴えを傾聴し、受容・受け入れ、患者に安心してもらえるようにする。
			E	1. （自宅退院するには施設見学へ行くことが通過点であるため）社会復帰に興味をもってもらい、施設見学に自ら「参加する」と口に出し、意欲的になってもらうことができる。 2. 患者の意見を取り入れ、患者自らが思う社会復帰に対しての意志力が強まるよう計画を考える。
	#2 間食によるカロリーの必要量以上のエネルギー摂取。 ・カップラーメンや菓子パン、まんじゅう、ジュースなどが好きで買いものに	【基本的欲求の充足範囲】 ・76kgから58kgに減量できる。	O	1. 患者の肥満に対する意識状態 2. 患者の表情 3. やせなければならないという意欲の有無・程度
			T	1. 患者に疲労がみられた場合は休憩を挟むか、

98

月日	基本的欲求の未充足状態の診断	基本的欲求の充足状態 基本的欲求の充足範囲	○TE	基本的欲求の充足・強化・補填行動への援助行為
	行った際は必ずといっていいほど購入し、空腹時食べている。 ・喫煙をやめてから間食の量が増えている（禁煙によるリバウンド）。		E	無理をしないよう声をかける。 2. 患者の意見・訴えを傾聴し、尊重する。 1. 患者の意見を取り入れ、患者が自ら持続していこうと思う意志力が強まるよう患者主体型看護計画を一緒に考える。 2. 必要量以上のエネルギー摂取がメタボリックシンドロームの進行、生活習慣病を起こすことを理解してもらう。 3. 3/1までに、患者と考えた計画を患者が「持続する」と声に出し、実行することができる。

4 看護計画と看護記録の整合性

わが国の看護記録は，POS（Problem Oriented System：問題志向型システム）とフォーカスチャーティング®が主流である．POSはS-O-Aで，フォーカスチャーティング®はF：D-A-Rで記録される．

POSの経過記録の特徴は，健康問題ごとにSOAP（Subjective：主観的情報，Objective：客観的情報，Assessment：アセスメント，Plan：計画（治療））で記録するもので，施設によってはSOAPIE（Intervention：計画の実施，Evaluation：評価）およびSOAPIER（Revision：修正）形式を採用している．本章ではSOAPIEでの経過記録を用いて紹介する．

1 看護計画と看護記録の連動

近年，精神科看護の場で看護計画を開示する傾向になってきた．いわゆる看護契約と患者の自己決定権の保護である．基本的に看護契約は看護師と患者の双方契約になるので，看護の証拠となるものは，看護計画（立案表）とそれにもとづいて行われた実践内容を記した看護記録である．そのためにも看護計画と看護記録の整合性・連動性は欠くことのできないものである．よく看護計画と看護記録の連動ができていないといわれるが，こういったものは，看護計画の不備によるものが多く，立案されている基本的欲求の未充足の診断（健康問題）・具体的な実施方法と今ある患者の状態像に違いがあることに気づく．

看護記録の根拠（証拠）となるものは看護計画であり，看護計画と実施したことの記録内容が一致している必要がある．なかには，評価されずに数カ月以上もそのまま同じ計画内容で，計画と実施した記録が異なっていることがある．理由は，朝令暮改のように精神的変化が顕著で患者の病状変化に追いつけないこと，外傷のように傷の治りが目に見えることと違い，病状の変化や生活障害の変化を把握するには数日から数週間を流れで観察しないと患者の変容を見いだせないこと，夜勤者から日勤者へシフトするときに一時的問題として取り上げたことが伝達されずそのまま記録されている，といったことが考えられる．

POSでは，患者に今起こっている健康上の問題は，基本的欲求の未充足の診断（健康問題）として計画に立案する場合は，24時間以内で解決されるようなものは問題リストに記録し，その問題が24時間以上に及ぶ場合に看護計画に基本的欲求の未充足の診断として立案するようにする．これは，初期看護計画の立案が24時間以内にされることが原則とされているからである．

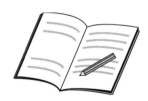

2 | 看護計画と連動した看護記録の実際

　看護記録は看護師の看護計画と連動して記載される．ここでは整合性をわかりやすくするために，連動の説明をさほど必要としないと思われる記録は途中を割愛している．表4-2の看護師主導型の看護計画＃1と＃2を例に紹介する．

表4-7 ▶ ＃1 妄想に支配された行動・言動による日常・社会生活の障害

日時	基本的欲求の未充足状態の診断	経過記録（SOAPIE）	サイン
9/6	＃1	OP-1	
10:00	妄想に支配された行動・言動による日常・社会生活の障害	S：Pt「自分には女がたくさんいるんですよ．ハーレムのようなことをしませんか」	
		Ns「どうして私に勧めるんですか」	
		Pt「ただ，○○さんだったら，できるかと思って」	
		O：真面目な表情で話す	
		A：現実と妄想の区別ができないようである	
		P：現実的なことでないことを説明する必要あり	
		I：ハーレムなことに関しては，現実的な試みにならないことと，話の内容によっては相手に話してよい内容かを確認したほうがよいことを説明する	
		E：「私の話していることは変なんですね．はい，そうします」と言う	
10/20	＃1	TP-3・6	
7:00		S：7時にナースステーションに来る	
		Ns「洗面と歯磨きをしましたか」	
		Pt「洗ってません．歯磨きもしていません」	
		A：起床後の洗面・歯磨きに対する関心が薄いようである	
		P：洗面・歯磨きは，自分でできるように促す必要あり	
		I：「自分でできることはどうなっていますか」と促す	
		E：「今から洗ってきます」	
10/29	＃1	TP-4	
12:00		O：入浴後，上着が汚れたままホールでテレビを見ている	
		A：清潔に関する認識と行為が伴わないようである	
		P：汚れた上着は，入浴後着替えるよう，自分でできる実践を説明する	

		I：「服は着替えますよ．家にはしばらく帰ってない	
		し，雨戸も開けてないからものすごく汚れている	
		と思います．掃除していないから家であまり服を	
		着替えませんでした．今から着替えてきます」	
3/8	＃1	TP-4	
15:00		S：「今日は入浴日だったので，下着とTシャツに着	
		替えました」	
		O：ナースステーションに更衣した姿を見せに来る	
		A：清潔行為が促されずにできるようになってきた	
		P：入浴後促されて更衣できたことをほめ，これから	
		も報告するよう説明する	
6/10	＃1	TP-3	
15:00		O：汚れたタオルを持ってホールにいる	
		A：清潔への関心が乏しい	
		P：自力での洗濯を働きかける必要あり	
		I：「タオルを洗濯していますか」と洗濯を促す	
		E：「まだ洗っていません，今からしてきます」	
7/18	＃1	TP-1	
14:00		O：ベッドに座り，無表情で，無動状態でいるので声	
		をかけると「兄ちゃんです．兄ちゃんです．きつ	
		いです．なんやねーと言ってくるんです」	
		A：幻聴に支配された一時的な現実感の喪失のようで	
		ある	
		P：刺激を与え，現実と妄想の世界の区別ができるよ	
		うにする	
		I：「じっとしているときつくなりますから，ホール	
		に出てみませんか？」と誘う	
		E：「いや，このままでいいです」と無動状態で壁を	
		凝視している	

（OP：観察内容．TP：援助，働きかけ）

表 4-8 ▶ ＃ 2 多飲水が影響する電解質のバランス変調が引き起こす意識障害

日時	基本的欲求の未充足状態の診断	経過記録（SOAPIE）	サイン
10/15	＃2	TP-3	
10:00	多飲水が影響する電解質のバランス変調が引き起こす意識障害	S：「喉が渇きます．コーヒーが飲みたいので体重を測ってください」	
		O：体重 70kg，起床時の体重 68kg より日差 2kg である	
		A：起床時より体重 2kg 増加している	
		P：体重日差 3kg を守ることができるよう説明	
14:00	＃2	OP-3	
		S：「喉が渇きます．お茶が飲みたいので体重を測ってください」	
		O：起床時 68kg，10 時 70kg，14 時 68kg	
		A：体重の増減が著しい	
		P：体重日差 3kg を守ることができるよう説明する	
		I：「体重が制限内であっても一度に多量の水を飲まないようにしないと危険ですから」と説明する	
		E：説明途中の隙をみて 2 杯目を飲み，「はい，わかりました」	
2/8	＃2	TP-4	
14:40		S：トイレから出てきて袢天で濡れている手を拭いているため，声をかける	
		Ns：「トイレの中でかくれて飲水しましたか」	
		Pt：「飲んでないですよ．見てたんですね」	
		Ns：「見てはいませんよ．体重が証拠を示していますからね」	
		O：14 時の測定から 40 分で 1.6kg の増加	
		A：飲水の現場を確認できなかったが，体重増加からかくれ飲水あり	
		P：飲水現場を見かけたら厳重注意する必要あり	
		I：電解質のバランス変調で意識消失や発作が起こる危険性があることを説明する	
		E：「水を飲むと頭がスッキリするんです．気をつけます」	

15:30	＃2	TP-4	
		O：トイレの中でかくれ飲水した模様	
		A：厳重注意を受け入れていない	
		P：かくれ飲水について患者と評価	
		E：自分のできることを継続する	
3/11	＃2	OP-2，TP-4	
14:00		S：Pt：「ちょっと測ってもらえませんか」自ら体重	
		測定の希望あり	
		Ns：「飲水していないですか」確認すると，	
		Pt：「いえ飲んでないです」	
		O：体重 78.8kg で日差 5.9kg の増加	
	＃2	A：多飲水の徴候あり	
		P：厳重注意	
		I：発作や意識消失の危険性を説明する	
		E：無言で自室に戻る	
5/2	＃2	OP-1，6	
14:00		S：無表情でホールをうろうろしているので，体重測	
		定を促す	
		O：体重 10 時 74.4kg，6 時より日差 2.3kg 増加	
		14 時 75.9kg，日差 3.8kg 増加	
		A：飲水が我慢できないようである	
		P：今のところ，厳重注意で危険性をわかってもらう	
		I：「急激な体重増加はからだの危険性がありますよ」	
		E：「ああそうですか．わかりました．気をつけます」	
20:00	＃2	OP-3	
		O：体重測定 77.5kg，日差 5.3kg	
		A：多飲水の傾向あり	
		P：かくれ飲水の観察継続	
5/8	＃2	OP-8	
14:05		S：体重測定の希望あり	
		O：体重 78kg，日差 6.2kg	
		A：多飲水による体重増加	
		P：日差基準より 5kg の増加のため，主治医へ報告	
		I：主治医診察で，「特に精神状態が不調ではないが	
		（『わかっています』と言うが），飲水自制できな	

		いため危険と判断する．危険と飲水制限指導のため隔離とする」	
14:50	♯2	TP-8	
		A：飲水自制できないことによる危険性	
		P：多飲水のため隔離観察	

<table>
<tr><td colspan="5" align="center">身体拘束・隔離・希望隔離</td></tr>
<tr><td colspan="2">患者氏名</td><td colspan="3">様　　歳　：男・女</td></tr>
<tr><td colspan="5">理由となる症状
「水分摂取が危険な量になっており，自制できないため隔離とする」

日時　20XX年5月8日13時50分</td></tr>
<tr><td>医師</td><td></td><td>担当Ns</td><td></td><td>師長</td></tr>
<tr><td>指定医</td><td></td><td>担当Ns</td><td></td><td>師長</td></tr>
</table>

		I：精神保健福祉法の行動制限にもとづき仮観察とする	
5/9	♯2	E：「迷惑かけます」	
9:30		OP-1，8	
		S：隔離室入室中，笑顔で「おはようございます．迷惑かけます」と言う	
		O：体重測定 70.4kg	
		A：体重減少する	
		P：主治医報告．隔離解除	
		I：多飲水の危険性について再度説明	
		E：「わかりました．反省しています」	

<table>
<tr><td colspan="5" align="center">身体拘束・隔離・希望隔離</td></tr>
<tr><td colspan="2">患者氏名</td><td colspan="3">様　　歳　：男・女</td></tr>
<tr><td colspan="5">理由となる症状
「多飲水による体重増加の改善」

日時　20XX年5月9日9時30分</td></tr>
<tr><td>医師</td><td></td><td>担当Ns</td><td></td><td>師長</td></tr>
<tr><td>指定医</td><td></td><td>担当Ns</td><td></td><td>師長</td></tr>
</table>

【文　献】
1）上江洲安博，比嘉和枝・他：「患者参加の看護計画」の試み─急性期治療病棟における実践．日本精神科看護学会誌，46（2）：201-204，2003．
2）金子由香利，佐藤英子・他：患者参加型看護計画の闘病意欲に対する有効性．日本精神科看護

学会誌, 74（1）：396-399, 2004.

3）安達義浩, 松田良子：自分の病名を知ることが治療への意欲を育てる―看護計画への患者参加の取り組みから. 精神科看護, 46：29-32, 2004.

4）菅野龍子：高齢者の行動拡大に向けた患者参加型看護計画の有効性. 日本精神科看護学会誌, 48（2）：352-356, 2005.

POS（Problem Oriented System）

POS は患者の健康問題を治療の中心とし，看護計画の健康問題ごとに治療・看護を進めていく．POS の真髄は，健康問題ごとに，実施した経過を SOAP で記載する部分である．そのため，精神科における POS の特徴を考えた場合，健康問題ごとに始まり，チーム医療の多職種間で，その患者の健康問題を解決していくシステムといえる．

I　POS の構成

- ・基礎データ
- ・問題リスト
- ・初期計画・看護計画
- ・経過記録（SOAP）
- ・要約（サマリー）
- ・監査

POS の記載形式は，SOAP であるが，施設によっては SOAPIE，SOAPIER で記載している．

II　精神科における SOAPIE

精神科における看護は言葉による看護（働きかけ）が主である．そのため，精神科の歴史的な記録では，看護師の（言動）―患者の反応（言動）―看護行為―看護行為に対する患者の反応の一連にみられるように，看護行為の流れを叙述的に記録されてきた背景がある．

こうした叙述的な経過記録を SOAP で記載した場合，S（主観的情報），O（客観的情報）はおろか，患者の行動変容などはまとめて記載されたりする．一般的に経過記録は SOAP 形式が用いられるが，こうした記録の混同を最小にするために，SOAP に I（Intervention：計画の実施）・E（Evaluation：評価）を加えることで，実施・評価が明確になるようである．

SOAP は看護師が何を考え判断し，援助・働きかけを行ったのか，だれが見てもわかる内容であることが求められる．もともと POS の中心は，患者の経過記録にあり，基本データの収集から解釈・分析・評価で明確になった健康問題に介入するものである．そのため，記載すべき項目を埋めるだけでは十分でなく，POS の真髄を活かしたものにはならない．

III　SOAPIE 形式

1．S（Subjective Data）

主観的情報は，主に患者の訴えや話したことになるが，精神科の場合は，看

護師から意図的に問いかけをしたり，たずねたりすることが多いので，看護師との会話，家族からの情報，インタビューなど，例外として筆談，手話も含まれる．

2. O（Objective Data）

客観的情報は，観察した症状や徴候，触れて確認したこと，測定したことなどS以外のことであるが，大切なことは，Sや健康問題に関連する必要な情報を得ることである．

3. A（Assessment）

アセスメントには2つの内容がある．1つは患者の健康問題がどのようになってほしいと思い，何を行ったのか（多くは，突発的・一時的看護行為，具体的な援助計画の実践など），その結果，患者はどのように変化（行動変容など）したのか，変化しなかった場合はどうしてなのか．もう1つは，SとOの情報から，患者は何を伝えようとしているのか，また何を意味しているのか，何に気づき，何を感じたのかを総括し，解釈・分析・評価する場合である（アセスメントでは「…と思われる」といった主観的な表現は避ける）．

SOAPが書けないという場合は，このA（今，患者はどういった状態にあるのだろうか，その心境は，どうなりたいのだろうかなど）から書き始め，続けてS・O・Pを書くとよい．

4. P（Plan）

精神科の場合，計画は2つある．1つは，SとOから得られた情報から考え，アセスメントし，計画・実施する突発的な問題・一時的な問題の計画と，もう1つは新たに健康問題が発生した場合の計画である．

注意すべき点は，AとPに同じ内容は書かないことである．他に計画の立案などもPに記載される．

5. I（Intervention）

目標を達成するために，Aで立案した計画の援助・働きかけで，一時的な問題，突発的な問題の実施である．患者の健康問題や健康増進に向けて看護師がどのようにして援助や働きかけを行ったのか，患者の行動変容を目指したものである．Iには，実施する看護師の判断や考え（アセスメントをふまえ，このように考え実施する）が含まれるため，いわば看護師の看護観の表れである．そのため，計画の実施は，看護師への評価として返ってくる．

一般的なPOSには実施は記載されないため，精神科ではPOSにI・Eを加えることで，観察から看護師個々人の考えや判断，計画・実施，患者からの評価や反応まで，点でなく線として記載されるため，一貫した看護行為の継続性がみえる．

E（Evaluation）

Iの評価である．看護師の援助・働きかけに対する評価，患者からの評価（言葉や行動変容）である．このIが患者にとってどうだったのか，患者から看護

師に対する看護評価になる．精神科の場合，実施後患者から反応が得られない場合もあるので，そのときは患者の事実の姿を記載する．

Ⅳ　POS の利点・欠点

1．利点

・チーム医療のメンバー全員が情報を共有でき，コミュニケーションの手段となる．
・健康問題ごとに経過記録が一目でわかる．
・SOAP に I・E を加えることで患者の治療・看護の継続性がみえる．
・POS を用いることで看護過程の記録が容易になる．

2．欠点

・経過とともに健康問題が優先順でなく時系列になるため，取り上げる問題にチーム医療間で考えの相違が生じる．
・一時的な問題や突発的な問題には記録上対処しにくい．
・複数の健康問題がある場合，SOAPIE 方式では I が重複（複数の問題に対する計画の実施）して記録されやすい．
・SOAP だけでは，記録のなかに実践された内容がみえにくい．
・慢性化した患者記録はルーチン的になる．
・アセスメントに時間がかかる．
・SOAP の記録中に複数の問題が混在すると曖昧な記録になり，評価に影響する．

▶文献

1）田邊研二，吉田文子監修：精神科 POS の手引き．医学書院，2006．
2）中木高夫：POS と SOAP．月刊ナーシング，22（5）：52-62，2002．
3）日野原重明・他訳：看護のための POS．医学書院，1980．
4）黒江ゆり子・他訳：看護記録をマスターする．医学書院，2002．
5）焼山和憲：はじめてのフォーカスチャーティング．医歯薬出版，2005．
6）日野原重明・他：POS の基礎と実践—看護記録の刷新をめざして—．医学書院，1980．

第5章

学生のための
看護計画立案モデル

学生が精神科看護の看護計画立案を学習するうえで出会う機会の多い，統合失調症およびうつ病の事例を取り上げた．

統合失調症は入院率の高い精神障害で，入院患者のおよそ70％を占める．

このモデルの症例は，回復期にあり，開放病棟で治療を受けている患者で，初発は30歳代である．近隣への迷惑行為で4回に及ぶ入退院を繰り返している．薬物療法による治療では，非定型向精神薬にスイッチングしている患者である．

うつ病の発病年齢は20～30歳に最も多く，有病率は3～6％である．うつ病の症例では自殺危険率の高い患者の特徴として，過去の自殺未遂の既往歴，不安を伴う苦痛，過度なストレスなどがあげられる．

本症例の患者は高校時代にうつ症状を感じつつも，調理師専門学校を卒業し和食店に就職するが易疲労感，思考障害，仕事上のミスなどが目立ち，心療内科を受診するとうつ病と診断された．帰郷し入院治療を受けているが，社会復帰への不安や精神的苦痛があり，自殺未遂の既往が再燃するおそれのある患者である．

看護計画は患者と共に立案する患者参画型の看護計画を実施し，患者自身の目標は基本的欲求の充足範囲に記載している．

なお，本事例の計画立案はモデルのため，統合失調症については基本的欲求の未充足状態の診断を1つ，うつ病については3つ紹介している．

【例1】 統合失調症（妄想型）の看護計画

①患者個人情報

入院 20XX 年12月 ○日	入院形態：任意入院	精神保健福祉手帳	健康保険：○○保健
基本的欲求の充足に影響を及ぼす常在条件		基本的欲求の充足に変化を与える病理的状態	

基本的欲求の充足に影響を及ぼす常在条件

1. 年齢 50歳代　女
2. 性格、気質など
　温和な性格である。
3. 家族背景およびキーパーソン
　キーパーソン（次男）
4. 面会、外泊の頻度
　年に数回、年末と年始に妹の面会あり。年末年始は、次男家族と過ごしている。時には、母親と外出することもである。

基本的欲求の充足に変化を与える病理的状態

1. 健康歴
1) 診断名（主たる傷病名・合併症）
　統合失調症（妄想型）
2) 現病歴（経過を要約してまとめる）
　30歳代の頃より、家の中で大声で叫ぶため、A病院を受診。30歳代の6月より自閉的となり子どもを家に閉じ込め、学校へ行かせず食事も与えなかった。この頃より通院。以後、4回の入退院を繰り返している。50歳代の11月より、歩き回り、叫ぶ、電柱のポスターをはがす、近所の子どもを蹴るなどの迷惑行為があり、家族がおかしく思い、調べたところ当月分の処方の服薬をしていなかった。妹と実子が付き添いしていたが、暴力や罵倒など事態は悪化したため、母親、実子付き添いで20XX年12月某日、医療保護入院となる。
3) 検査データの所見（検査結果と、その意味）
・定期ECG・EEG（3カ月に1回）
・定期X線（年1回）
・定期検体、ハロペリドール（3カ月に1回）
7/11 ハロペリドール 6.4mg/mlで正常範囲内
4) 治療的アプローチ（事例のための主な薬品のみ）
セロクエル錠（クエチアピンフマル酸塩）
・ジベンゾチアゼピン系の抗精神病薬（非定型抗精神病薬）
セレネース錠（ハロペリドール錠）
・強力な精神安定剤（抗精神病薬（定型抗精神病薬））
ロドピン錠（ゾテピン）
・強力な精神安定剤（抗精神病薬（非定型抗精神病薬））
アキネトン錠（ビペリデン塩酸塩）
・向精神薬投与によるパーキンソニズム、ジスキネジア、アカシジアに効く
リーマス錠（炭酸リチウム錠）
・双極性障害の治療薬（気分安定薬）
プルゼニド錠（センノシド錠）
・緩和な下剤
ドラール錠（クアゼパム錠）
・睡眠導入薬

②アセスメント

項目	基本的欲求にもとづいた生活状態	基本的欲求の充足と限界の解釈・分析	臨床判断	統 合
1. 呼吸	呼吸器疾患やその手術の既往はなく、現在息苦しさや咳・痰、呼吸困難などはみられない。さらに、6時と13時に20分程度のウォーキングや、スポーツの時間に卓球を20分程度行ったときなど、この程度の運動では息苦しさや呼吸困難はみられない。また、喫煙の習慣はない。改正健康増進法（2019年7月）にもとづき禁煙運動がなされ、入院患者には喫煙者はいない。	現在、患者の呼吸状態に問題はない。		
2. 飲食	箸を用いて常食1,600Kcalを全量摂取している。食事のペースはゆっくりで、よく噛んで食べており、食事中にむせることはない。食事の制限や食事療法はない。また、口腔内に気になる腫れや痛みはなく、「おいしかった」と言っている。しかし、いつも15時頃に「お腹が空く」と言っており、時折パンを間食している姿がみられた。さらに、患者はコーラが好きで、1日にダイエットコーラを2～3本飲んでいる。また、患者の体重は55kgで身長は147cmである。BMIは25.5である。	患者の食事の様子や摂取量の観察から、本人は飲食が楽しみの1つとうかがえる。しかし、BMIが25以上であり、肥満である。患者は3食の食事以外に間食をしているため、その分を含めると、適正エネルギーを超える。患者は、医師に肥満と説明されてから、栄養指導された制限を習慣的に行っていることから、肥満を改善しようとする意志力は存在しているものの、飲食の制限においては努力をしているものと考えられる。しかし、飲食の制限においては努力を要するものの守られていないときがある。さらに、肥満は解消されていない。肥満はさまざまな健康障害を引き起こし、今後、社会参加していくにあたって支障をきたすおそれがある。そのため、患者が肥満を解消するための目標や計画を立てて、それらにもとづいた行動ができるように、声かけや確認の手助けが必要である。	①必要量以上のエネルギーを摂取している	

項目	基本的欲求にもとづいた生活状態	基本的欲求の充足力と限界の解釈・分析	臨床判断	統合
3. 排泄	排尿回数は7〜8回/日。センノシド錠を1日3回内服して、排便回数は0〜1回/日である。汗はかきやすいほうとのことであるが、朝のラジオ体操や20分の卓球をしたときには汗をかいてはいない。夜間は尿意で目が覚め、看護師がトイレまで誘導している。また、日中の排泄行為は介助なしで可能である。 水分は、食事中や食前後、自室に帰ってもこまめに摂取している様子がうかがえる。	排尿回数は正常範囲内である。排便に関してはセンノシド錠を用いて、ほとんど毎日1回排便はあるが、ない日もある。 一般的に、便は毎日1回排泄されるのが正常であるが、さまざまな原因で個人差がある。便秘の原因としては、肥満や水分摂取不足、食物繊維摂取不足、運動不足、老化による腸蠕動運動の低下が考えられる。患者の場合、水分は頻回に摂取しており、食事も残さず食べていることから腸蠕動運動の低下や肥満が原因で便秘が起こっているのではないかと考えられる。 患者は加齢に伴う関節痛を時折感じることがあるため、無理に運動を増加することはできない。さらに、患者自身、薬の影響で便秘になりやすくなっていることを理解しており、排便促進のための運動をしたり、食物繊維を多く含む補助食品を摂取していたりするため、今後、継続していけるよう支援する必要がある。		
4. 姿勢・活動	移動・食事・歩行・洗面・入浴・排泄・更衣は介助なしで可能であるが、歩行時はやや前傾の姿勢で右足を引きずっている様子がうかがえる。さらに、夜間に尿意を感じて目が覚め、トイレまで移動するが、ふらつきがみられることがある。 排泄後や外出から帰ってきたあとは、自ら手洗いを行っている。 グループミーティングには参加している。	ADLはほとんど自立しているため、問題はないと考えられる。また、歩行時にやや右足を引きずっているのは、膝の関節痛が原因であると考えられる。これは、患者の肥満が膝に負担をかけていると考えられる。関節痛を生じた際には塗り薬で痛みを回避している。薬を塗ることで痛みがひくことから痛みに関しては、今のところ問題はないと考えられる。患者自身、肥満を解消するために運動を実施している。今の運動内容は2〜3年前に開	②加齢に伴う膝関節痛がある ③肥満が膝関節に負担を与えている ④少ない運	

項目	基本的欲求にもとづいた生活状態	基本的欲求の充足と限界の解釈・分析	臨床判断	統合
	行事にも積極的に参加している。1泊旅行や温泉などに参加したあと、2〜3日疲労感は残っているが、活動に支障はない程度である。	始めて継続している。肥満は解消できていない。運動をステップアップしてみることを提案したりして、患者と考え、飲食のパターンも一緒にみていくことで肥満を解消していく必要がある。	運動量のため肥満が解消されにくい	①②③④必要量以上のエネルギー摂取により、肥満が解消されにくい
5. 睡眠・休息	睡眠導入薬であるクアゼパム錠20mgを1錠内服している。睡眠は良好である。毎夜、トイレのため一度は起きるが、先日、起きたあとそのまま寝つけないことがあった。そのときは、さらに1錠追加し、睡眠が良好であった。 患者は睡眠導入薬を使用して、夜は9時過ぎから優て、朝は6時頃に起きさて、その後朝のウォーキングを行っている。	睡眠時間は約9時間とれており、疲労が残らない睡眠時間がとれているものと考えられる。睡眠を促すための睡眠導入薬は、統合失調症の陰性症状にある「疲れやすさ」のため、夜間十分な睡眠が必要であると考えて用いている。現在、患者は時折、昼寝をする姿がうかがえ、夜間覚醒が出てくることが考えられるため、昼間は起きて自由時間のときの院内行事に参加できるように、また、昼間ベッドで寝たりしないように、価値のある生活時間を自分でつくることができるよう、手助けすることが必要である。		
6. 衣類	洋服は1日のうちでも頻回に着替えており、洗濯も毎日行っている。	患者は、毎日頻回に着替えをしている。衣類はクリアケース5箱分ある。更衣については、診察がある日は、膝を見てもらいやすいように半ズボンを、外出するときは寒くないように厚手でおしゃれなものをと、TPOによって衣類を使い分けている。患者自身、「いろいろおしゃれをするのは楽しい」と言っているので、衣類の選択の手助けを必要としていないと考えられる。		

項目	基本的欲求にもとづいた生活状態	基本的欲求の充足力と限界の解釈・分析	臨床判断	統合
7. **体温・** **循環**		体温 (℃)	脈拍 (回／分) | 3/18 ／ 35.6 ／ 78 3/19 ／ 35.8 ／ 80 3/20 ／ 35.4 ／ 76 3/21 ／ 35.2 ／ 78 3/22 ／ 35.7 ／ 84 3/23 ／ 35.5 ／ 80 3/24 ／ 35.6 ／ 92 室温は極端な寒さ・暑さはなく、患者からその訴えはない。	体温はやや低めで毎日およそ35℃台ではあるが、これは個人差と考えられる。また、患者からの寒さや暑さの訴えはないが、まだ気温が低いときがあり、これからインフルエンザの時期でもあるため、室内の温度を調節し、寒さ・暑さの変化に注意でき、外出後のうがいや手洗いを忘れることがないように、声かけや促しの手助けを必要とする。		
8. **清潔**	「お風呂はね、毎日入ることができるようになったんよ。よかった」とうれしそうに笑顔で話している。	患者の言葉より、入浴に対する意欲がみられる。実際に、毎日入浴しているのか、情報をとっていく必要がある。また、衣服は頻回に着替え、洗濯は自分で考えて行っているため、問題はないといえる。		
9. **安全**	同室者からの苦情はなく、周囲に物理的障害を起こす危険もない。他人への迷惑行為、自分への自傷行為もみられない。 　外出時や排泄時、食事前には石鹸を用いて手洗いができており、患者自身その必要性を理解しており、積極的に手洗いに取り組んでいる。	昼間・夜間とも同室者からの苦情はなく、同室者との人間関係がもたらすトラブルは考えにくい。また、自傷行為などの皮膚損傷はみられない。 　さらに、感染面において手洗いの必要性を理解し、積極的に行為ができているため、細菌や微生物などから自分を守ることができているものと考えられる。今後も、安全に対する関心をそらさないよう支援する必要がある。		

項目	基本的欲求にもとづいた生活状態	基本的欲求の充足と限界の解釈・分析	臨床判断	統　合
10. コミュニケーション	グループミーティングや自由時間のときなど、自分から積極的に他者に話しかけている姿がみられる。一人で過ごすことも多いが、患者同士で楽しく話している姿もみられ、会話もお互いに通じている。家族では、時折次男と母親を非難する言葉を聞く。しかし、うれしそうに話すときもある。面会は妹が年に4回程度である。	患者とのコミュニケーションに支障はない。また、他者の入院患者とうまくコミュニケーションはとれている。患者からは統合失調症の人によくみられる抑揚に乏しく単調な話し方はみられない。これは、今の薬がよく反応しているためではないかと考えられる。また、会話のなかで時折、家族を非難することもあるが反面、うれしそうに思い出話をすることもある。実際の人間関係については、情報が不足しているため分析に至らない。		
11. 宗教	情報なし	個人情報保護のため、分析していない。		
12. 職業	情報なし	個人情報保護のため、分析していない。		
13. レクリエーション	レクリエーションには積極的に参加している。年間行事にも、自ら積極的に参加しており、その思い出を楽しそうに話している姿がみられた。	毎日、自由時間にはスポーツやカラオケ、園芸といったレクリエーションが行われており、年間行事としては月に1回なんらかの行事が実施されている。そのため、入院生活のなかで、慰安やレクリエーションの機会はある。また、患者はこれらの院内・院外レクリエーションへの参加を自ら積極的に行っており、自分で気分転換をしているものと考えられる。		

項目	基本的欲求にもとづいた生活状態	基本的欲求の充足力と限界の解釈・分析	臨床判断	統合
14. 健康 学習	情報不足である.	情報不足のため分析に至らない.		
15. 自我	しっかりと人の話を聞き、温和な性格である。話すときは、しっかりと相手の目を見て話す.	話すときはしっかりと相手の話を聞き、また、聞き返すとわかりやすいように丁寧に説明する。性格は温和ではあるが、時折顔をしかめ、実母の批判をするときがある。しかし、話題が変わるとすぐに笑顔になる。これが統合失調症の症状なのか判断はつかないが、この症状が患者と家族との人間関係に影響する場合は、家族との良好なコミュニケーションがとれるように手助けを必要とする.		
16. 精神的 ・身体的 安楽	家族、特に長女や妹とは頻回に病院から電話で連絡をとっている。しかし、長男は6年前に上京する際、けんか別れをしており、電話をするもつながらず連絡がとれない。また、家族（母、妹、長女、次男）との外出は年に4回くらいある.	家族の話のなかでも長男の話をよくするが、今は連絡がとれていない。これに対し、患者は電話で「うらぶれよ」と留守電に残したことを長男が怒っているので、好きよと留守電に残したことを長男が怒っているので、はないかと考えている。このことを心配している様子がうかがえるが、心の痛みはないようである.		
17. 性	情報なし	分析していない.		

③基本的欲求の未足状態の診断と計画立案

月日	基本的欲求の未足状態の診断	基本的欲求の未足状態 基本的欲求の未足範囲	OTE	基本的欲求の充足・強化・補償行動への援助行為
2/25	＃1必要量以上のエネルギー摂取により、肥満が改善されにくい。 ・いつも15時くらいにお腹が空いていると話している。 ・いつも、間食用としてお菓子やパンを持っている。 ・ダイエットコーラを1日2本までと決めているが、3〜4本飲むときがある。 ・BMIは25.5で肥満。また、膝関節痛が生じている。 ・膝関節痛のため運動量が少ない。	【基本的欲求の未足状態】 糖分やカロリーを摂りすぎないように、生活を改善することができる。 【基本的欲求の未足範囲】 ・朝、昼、夕の食事をしっかりと食べることができる。 ・ダイエットコーラは1日2本でやめることができる。 ・間食用のパンやお菓子はなるべくカロリーや糖分の低いものを選ぶことができる。 ・1日20分間（朝・昼）院内ウォーキングできる。 ・ベッド上で足をあげ運動を左右10回ずつすることができる。 ・外出するときは看護師に言うことができる。 ・3食のメニューを日記に書くことができる。 出来事があったとき受け持ち看護師に交換日記を書くことができる。	O T E	1. 関節痛の有無、可動運動の程度 2. 院内ウォーキングなどの運動の様子、1日の活動の量と程度 3. ダイエットコーラの摂取状況 4. 間食の有無、内容、量 5. 体重の変化（毎、日曜、14時に測定する） 1. 社会参加に向けて頑張りたいと、目標を考えてもらい実際の行動計画を今できていることと照らし合わせながら、話し合って決めていく（患者参画型看護計画の実施：基本的欲求の充足範囲）。 2. 短期目標を実行できそうか、また実行できそうでなければ、どこまでなら実行できるようになるのか、話し合いながら決定していく。 1. 肥満を改善するために、現在維持習慣化している歩行や運動をステップアップすることで、脂肪の燃焼を上げることができることを説明。 2. 高カロリー、糖分の多い嗜好品をできるだけ選ばないように少しずつカロリーや糖分を抑えることや、カロリーや糖分を抑えることができることを説明。

【例2】うつ病患者の看護計画

①患者個人情報

入院 20XX 年〇月 ＊日	入院形態：任意入院	精神保健福祉手帳	健康保険：〇〇
基本的欲求の充足に影響を及ぼす常在条件	基本的欲求の充足に変化を与える病理的状態		

基本的欲求の充足に影響を及ぼす常在条件	基本的欲求の充足に変化を与える病理的状態	
1. 年齢　20歳代　男性 2. 性格・気質など 　本人口述では、頑張り屋な性格である。他人に対しては気を遣い、人の評価を気にしやすく、自分をよくみせようとする性格である。 3. 家族背景およびキーパーソン 　中学2年生のとき、父親がくも膜下出血で亡くなっている。同時に母親がうつ病を発症しているが自宅療養である。兄が父親の死後、関係は悪化している。母方の兄弟が数人うつ病である。キーパーソンは兄であるが、面談はしていない。 4. 面会、外泊の頻度 　家族の面会などはない。友だちの面会が時折ある。	1. 健康歴 1) 診断名 ・入院に至った傷病名：うつ病 ・合併症：特になし 2) 現病歴 　中学2年生のときに、父親の死から母親がうつ病になり、本人も抑うつ状態、意欲の低下が表れるようになった。うつ症状を感じつつ高校を卒業した。調理師専門学校を卒業後、関西の有名和食店に就職し、本人も意気込んでいたが、日中の眠気や頭が回らないなどの思考障害が表れ、仕事のミスが目立つようになった。心療内科を受診するとうつ病と診断され、帰郷し当院に入院となった。 3) 検査データの所見 　最新の血液検査データでは、特記すべき事項はない。	4) 治療的アプローチ（身体・精神・特殊治療） 〈主な抗精神病薬〉 ジェイゾロフト錠（セルトラリン塩酸塩） 5.0mg　2錠 ・選択的セロトニン再取り込み阻害薬（SSRI） ・効能：うつ病、うつ状態、パニック障害、外傷性ストレス障害 ・主な副作用：吐き気、めまい、傾眠、下痢、食欲不振などの消化器症状 〈不眠時〉 レンドルミンD錠（ブロチゾラム口腔内崩壊錠） 0.25mg　1錠 ・ベンゾジアゼピン系睡眠薬 ・主な副作用：残眠感、眠気、ふらつき、頭重感など ルネスタ錠（エスゾピクロン） 1mg　1錠 ・寝つきをよくし、眠りを持続させる働きがある。 ・主な副作用：味覚異常、眠気、頭痛、口渇など 精神療法 OT活動（ストレッチ、芸術活動、卓球など）

②アセスメント

項目	基本的欲求にもとづいた生活状態	基本的欲求の充足と限界の解釈・分析	臨床判断	統合
1.呼吸	特記すべき事項なし			
2.飲食	食事量はほぼ全量摂取できている。「量もちょうどよい。味も好きです」と話す。診察のとき「入院していることで、仕事を辞めさせられるのではないかと思うと、不安で食欲がなくなる」と話している。	食事摂取量は特に問題なく、患者自身も病院食に対して満足しているが、診察時に話した失職への不安が食欲不振を引き起こすことが考えられる。食事摂取状態のむらが精神状態の悪化や不安の増大を表す指標になるため、食事摂取状態の観察把握に努める必要がある。また、SSRIの副作用に起因する消化器症状の発現の観察に努める必要がある。	①失職するかもしれないといった不安からの食欲低下	
3.排泄	排尿回数は1日平均4～6回である。排便もほぼ毎日1回（正常便）ある。排尿・排便に対する違和感の訴えはない。	排尿・排便とも正常範囲内であり、排泄に対する違和感などの訴えもない。	②副作用に起因する排泄障害はみられない	
4.姿勢・活動	日中は主にデイルームで他の入院患者と談笑したり、ゲームをしたりして過ごしている。「1日1回は汗を流すようにしています」と言って、卓球や中庭でキャッチボールをしている。院内活動や屋外での運動も積極的に参加している。	他の患者との交流もよく、院内活動も運動に対する取り組みも前向きである。姿勢や活動時のめまい、ふらつきなどの違和感はみられない。		
5.睡眠・休息	夜0時に就眠し、朝4時頃に中途覚醒すると言う。日中眠たくてあくびが出る。夜は睡眠薬を服用している。「夜眠れないと困るので日中はできるだけ起こさせているよ	うつ病によくある睡眠障害はないが、中途覚醒や熟眠障害、入眠困難などが多くみられる。こうした不眠が続くと倦怠感や疲労感が表れ、ストレスとなり病状の悪化	③睡眠障害による日中のOT活動、	

項目	基本的欲求にもとづいた生活状態	基本的欲求の充足力と限界の解釈・分析	臨床判断	統合
	うにしているが熟眠感はない」と言う。「環境の変化による不眠があるのかもしれない」と言う。「今日の午後はすごく眠たいですね」と、眠気が強いため、1時間ほど午睡をしている。倦怠感の訴えはなく、身体的不調はみられていない。	をきたすことになる。また、午睡の増加が院内活動の減少を引き起こし、ひいては活動性の低下につながり、日常生活が不規則になるおそれがある。熟眠感がなく、さらに中途覚醒があるため睡眠薬を使用していることから睡眠の混乱があると思われる。日中はできるだけ起きているようにしているということから、睡眠障害はもとより睡眠の質の観察も必要と思われる。	生活障害のおそれ	
6. 衣服	衣服は毎日交換している。甚平やスポーツタイプのシャツなど動きやすい格好が多い。入院した当初は地味な衣服であったが、その後はヒョウ柄の甚平を羽織ったり、サングラスをかけたりするなど、奇抜な格好がみられている。一度、看護師から問われたとき「真面目じゃない自分をみせるためですよ」と答えている。	衣服は人間にとって防寒や身体保護、体温調節などの役割があるばかりでなく、ファッションとして個人の存在価値を表すものである。ある意味、衣服は本人の精神現象を表しているともいえる。患者の衣生活をみてみると、甚平やスポーツタイプのシャツなど年齢相応ともいえるが、入院経過とともに奇抜な格好をするようになってきた。これは、入院環境に応じた服装でなく、他人に対して自己の存在価値を誇張したいという欲求の現れとも思われる。衣服の調整は、個人の価値観に左右されるが、本人の価値観と他人の価値観の相違もあり、入院環境に適した服装がどうか考えてもらう必要があるのではないだろうか。また、本人は「うつ病は真面目な人がなるというじゃないですか」と話すが、奇抜な服装に対して「真面目じゃない自分をみせるためですよ」と言っているのは、また、	④真面目でない服装をすることで、うつ病の障害受容ができていない	

項目	基本的欲求にもとづいた生活状態	基本的欲求の充足力と限界の解釈・分析	臨床判断	統合
7. 体温・循環	体温:36.3℃、脈拍:78回/分、血圧:118/72mmHg.「血圧は、和食店で動いていたこともあり、もともと高めです。塩分をよく使うので、入院前は120mmHgを超えていましたね。入院してからは安定してきました」と話す。	体温、循環は正常範囲内である。血圧は、入院前は塩分をよく使う和食店で働いていたこともあり、もともと高めの傾向にあった。入院してからは安定して、現在は特に問題はなく正常域である。		
8. 清潔	起床時の洗面・歯磨き、および週3回（月・水・金）の入浴は毎回行っている。衣服の更衣もそのときに行い、清潔の保持に努めている。	清潔行動に特記すべき情報はない。		
9. 安全	他人（入院患者）に対して攻撃的ではない。以前自殺未遂が数回あると言っているが、「今は死にたくない」といった発言には具体的情報はない。主治医は、現段階では「今は死にたくない」と言っているので様子をみている とのこと。	過去に自殺未遂があることから、焦燥感や不安、ストレスなどから自殺企図の再燃がないとも限らない。患者は「今は死にたくない」と言っているが将来的に可能性はないともいえないので精神的観察が必要である。	⑤不安，焦燥感による自殺企図の可能性	
10. コミュニケーション	看護師からの問いかけに対しては、時折笑顔で受け答えはあり、会話においても違和感はない。「自分は話があまり得意でないんです。でも歳が近い学生さんとは話しやすいです」と言う。普段は同室の患者と会話してい	会話においても受け答えはしっかりしており、話し方に違和感はない。この時点においてはコミュニケーションに問題は見受けられない。しかし、年上の医療従事者に対しては気を遣うため、会話が患者の	⑥他人に対して気を遣うため、会話が患者の	

項目	基本的欲求にもとづいた生活状態	基本的欲求の充足力と限界の解釈・分析	臨床判断	統合
		学生との必要以上の会話が、患者に精神的な負担を与えることになり、抑うつや意欲の低下といったうつ病の再燃につながるおそれも十分にある。患者との人間関係は大切であるが、患者の負担とならないようなかかわりが大切である。また、普段の日常生活では他の患者との交流に同題はないようである。	精神的負担を増大させ、抑うつ状態に陥るおそれがある	
11.宗教	情報なし			
12.職業	高校卒業後、調理師専門学校を卒業し、平成X年4月より関西の有名和食店に就職している。職場の人間関係に問題はないが、退院後に職場復帰するとなると「うつ病と知られたら会社を閉め出されるのでは」という思いから不安が強くなったりしている。この不安のため、一時は食欲の低下へとつながっていた。	職場の人間関係はよく、退院後は職場復帰を希望しているため、職場の不満や精神的負担は少ないと思える。しかし、患者自身は自己の病気により和食店を解雇されているのではないかという思いがあり、それが不安につながり食欲低下をきたしている。そのため、病状の回復に伴う職場復帰への支援は、患者の不安を増大させることにもなりかねない。患者の不安の前兆として、食事摂取量の低下、活動意欲の低下および不眠といった日常生活行動の障害が表れる。こうした症状が続くと病状の悪化を招くため、退院後の生活および職場復帰への退院支援については、不安を抱かせないように、少しずつ進めていく必要がある。	⑦退院後の生活や職場復帰に対する不安の増大が日常生活行動の障害を引き起こすおそれがある	①⑥⑦職場復帰および社会生活に対する不安、おそれに伴う生活障害
13.レクリエーション	OT活動(卓球、陶芸)には、毎回参加している。最近は、OTに行く時間も把握し、その時間に合わせてベッドから離れている。他の患者がつくった折り紙を見て院生活を送っている。	他の入院患者との交流もよく、健康的な活動を行っている。趣味がほしいという患者の言葉から活動に対する意欲もある。		

項目	基本的欲求にもとづいた生活状態	基本的欲求の充足と限界の解釈・分析	臨床判断	統合
コン	「自分も趣味がほしい」と言う。			
14. 健康学習	「自分はうつ病で、気持ちが憂鬱になることがあるんです。でも、やっぱり偏見があるので、自分でもずっと認めたくなかったし、今でも友人にはうつ病であることは言ってないです」と話す。中学生のときの父親の死後あたりから、意欲の低下や抑うつが表れている。過去に一度、うつ病と診断されているが治療は中断している。	中学生のときの父親の死後、意欲の低下や抑うつが表れ、そのときにうつ病と診断されていたものの治療は中断していた様子である。患者の言葉から、自分自身の精神状態やうつ病という障害に対し、受け入れられない気持ちが長年あったと思われる。現在は、自分自身の精神状態やうつ病の診断に対して受容しているようだが、周囲の人たちに対して病気や偏見や態度がまだあるので、それが恐怖心につながり、不安や悩みを抱いていると思われる。 　患者の不安や悩みを軽減させるには、患者自身がありのままの気持ちを率直に表出できるようになることが必要ではないだろうか。	⑧自分の病気に対する周囲の偏見や態度が気になり、不安や恐怖心を抱いている	
15. 自我	「僕、少しふざけた感じにみえますよね。本当は真面目なんですけど、真面目な人ほどうつになりやすいらしいじゃないですか。だから、病気を克服するためにも、少しは違う自分というか、もっと打ち解けようと考えた結果、こういう感じになってしまったんです」と話す。友人の前でも明るくみせたり、元気なふぶりをしたりする。友だちの面会があっても明るく明るく振る舞ってしまうと言う。	患者は、うつに対する自身の考え方や対処方法をもっているようである。現状を変容させようとしている気持ちは評価できる。しかし、今の自身の精神状態や治療に対する不安や焦りがあることも推測できる。 　不安や焦燥感が強くならないかかわりを通して観察していくとともに、頑張っている表の自分(裏の自分)をみせるのではなく、表の自分をみせることは精神的負担を軽減するうえで大切なことを説明する必要があると思われる。		

項目	基本的欲求にもとづいた生活状態	基本的欲求の充足力と限界の解釈・分析	臨床判断	統合
	以前他の患者とトラブルがあった患者が再入院してきたこと、そのとき、それとなわしくで少し戸惑いをみせていた。「あまりかかわりたくないです。正直、いやですね」と話していると、きとは落ち着いていった。トイレから戻ってきたときに「さっきいらいらして、トイレのごみ箱を蹴ってしまった」と言う。 中学時代にいじめられた経験があり、「コミュニケーションが苦手」と言っているが、医師・看護師との意思疎通は問題ない。しかし、「看護師さんに精神的な負担をかけたくないから、気を遣いますね」と話す。	以前トラブルのあった患者が再入院してきたことに戸惑いをみせ、「かかわりたくない」という言葉から、精神的な負担を少なからず抱いているようである。そのときの話題について話していると、きとは落ち着いていた様子。 患者自身ストレスの対処法はもっているが、いらついてごみ箱を蹴るという一時的な感情の発散は、患者の心の安定を図るうえからも負の行為である。青年期の特徴として、情緒の不安定があげられるが、今後社会復帰していくうえでも感情のコントロールは必要と思われる。 患者には中学時代にいじめられた体験が恐怖心として残り、それが現在の会話、コミュニケーションに反映されているようである。看護師へ精神的負担をかけないように気を遣っているという発言から、患者の心中には不安や心配があると考えられる。患者からの積極的な自己開示ができるように、看護者側から具体的に患者にたずね、関心を向けることで、患者が安心して不安の表出ができるようにする必要がある。	⑨看護師への負担を気にして、自分の思いを表現できずに抱え込む ⑩頑張りや抱え込みが精神的負担を増大させることによるうつ病の再燃の可能性	④⑧⑨⑩他者に対する過度な気遣いが精神的負担の増大になり、うつ病の再燃を引き起こすおそれがある
16. 精神的、身体的安楽	中学生のとき、父親の死に続き、母親のうつ病の発症が、患者に抑うつや意欲の低下をもたらしている。その時期に兄との関係も悪化している。 昔から自分で物事を決め、「頑張りすぎる性格」と話すように、入院中でも管理栄養士を目指し勉強に励んで	父親の死、母親のうつ病の発病、兄との不和などがあり家族からの精神的、経済的支援を十分受けることができず、何事においても自分一人で判断し行っているようである。もともと頑張りすぎる性格であり、そのため、不安や悩みがあったとしても、他人に相談せず一人で抱え込	⑪退院後に不安や悩みに対して対処できず自殺企図を起こす	⑤⑪退院後に不安や悩みなどのストレスに対して対処できず目

項目	基本的欲求にもとづいた生活状態	基本的欲求の充足力と限界の解釈・分析	臨床判断	統合
	いる。 　以前に自殺未遂が数回あると話しているが、診療録に具体的な情報はない。主治医は今のところ、本人の言う徴候はないので様子をみているという。	むことで、今回のうつ病の再燃につながったと思われる。 　入院生活では抑うつ症状や意欲の低下などの症状は目立たず、穏やかに過ごしている。 　患者の口述では、過去に自殺未遂を数回繰り返しているが、具体的な情報はない。「今のところ死にたくない」と言うが、退院後、日常の社会生活のなかで生じる不安や悩みなどのストレスに対処できず、自殺企図に走ることも考えられる。そのため、これまでの自己の性格傾向を振り返り、行動変容を目指すような支援が必要と思われる。 　さらに、管理栄養士を目指す目標に対して、頑張りすぎないで、ゆとりをもって自分のペースで独学を進めることが大切と思われる。	こす可能性がある	殺企図を起こす可能性
17. 性	性に対する逸脱行為や特記情報はない。			

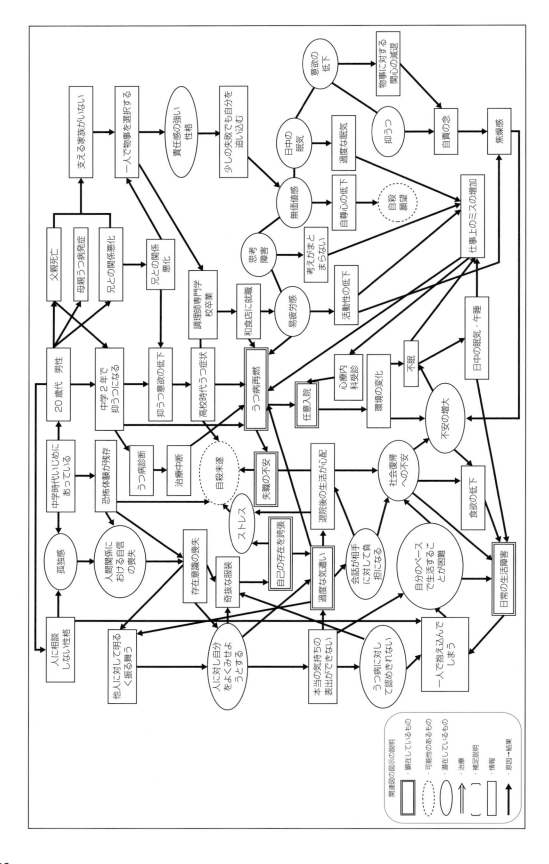

③基本的欲求の未充足状態の診断と計画立案

月日	基本的欲求の未充足状態の診断	基本的欲求の充足状態 基本的欲求の充足範囲	OTE	基本的欲求の充足・強化・補填行動への援助行為
○/＊	＃１ 他者に対する過度な気遣いが精神的負担の増強になり、うつ病の再燃を引き起こすおそれがある。	【基本的欲求の充足状態】自分のペースで、気持ちにゆとりのある入院生活を送ることができる。 【基本的欲求の充足範囲】悩みがあるときは自分の気持ちを看護師に遠慮せず話すことができる。	O	1. 食事摂取量の観察 2. 午睡など睡眠状態の観察 3. いらだった表情はないか 4. 会話を通して、過度な気遣いはないか 5. 他の患者とのかかわりの有無 6. 再発に対する不安の有無
			T	1. 患者の負担にならない程度の時間（10分程度）の会話を心がける 2. 他者との会話を気楽に考え、決して無理強いしないことを説明する 3. 睡眠に不調が表れた場合は、努力して眠ろうとせず看護師に相談する
			E	1. 話したくないときさやわらかかわりたくない人がいるときは、抱え込まず、医師・看護師に相談することを説明する 2. 悩みやいらいらなどがある場合は、医師・看護師に相談するように説明する
	＃２ 職場復帰および社会生活に対する不安・社会的おそれに伴う生活障害。	【基本的欲求の充足状態】職場復帰および社会生活に対する心理的負担を増加しない。	O	1. 食欲不振の有無 2. 職場復帰や社会生活に対する不安の有無
			T	1. 今ここでできることはないか一緒に考える

月日	基本的欲求の未充足状態の診断	基本的欲求の充足状態・基本的欲求の充足範囲	OTE	基本的欲求の充足・強化・補填行動への援助行為
	#3 退院後に不安や悩みなどのストレスに対処できず自殺企図を起こす可能性.	【基本的欲求の充足範囲】不安が軽減し治療に専念できる.		2. 職場復帰の不安や社会的おそれを考えすぎないように説明する 3. 他者に惑わされないように、落ち着いた態度で接することを説明する
		【基本的欲求の充足状態】自己破壊行為がない.	O	1. 死にたい気持ちを訴えるのかを問う言動はないか 2. 不安や悩みなど困ったことはないか
		【基本的欲求の充足範囲】不安や悩みが払拭できる.	T	1. 自殺しないことを約束する
			E	1. 死にたい気持ちがあれば、主治医に相談するように説明する

第6章

関連図の作成方法

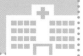

ヘンダーソンの看護モデルにもとづく関連図は,「基本的欲求を変容させる病理的状態」として捉える. その理由は,患者の日常の生活障害は「人間像」-「生活像」-「健康像」の全体像が基本となって引き起こされたものだからである. 本章では精神障害での関連図の考え方を展開する. その人の精神,身体,社会,および経済などの文化的背景から生活障害が健康障害の発生を生むというように予見的（原因→結果）にキーワードをつなげ,「主たる傷病名」「合併症」へ到達するよう考えていく.

1 関連図に表される「基本的欲求を変容させる病理的状態」

　人間の健康障害は,その人の精神,身体,社会,および経済などの文化的背景が基礎にある. 関連図は,病態図ともいわれ,個々の教育者によって用い方が異なるようである※が,本章では関連図の考え方で展開している. 精神障害は内因・外因・心因に大別され,発症の原因がわかる障害と,統合失調症のようにまだ明確になっていない精神障害があるので,キーワードとなる「その人」と「主たる傷病名:例　統合失調症」「合併症」を中心に置き,その人から派生するカテゴリーを周囲に関係づけるように配置し,最終的に「主たる傷病名」につなげる.

　看護過程の展開で,アセスメントの2段階「基本的欲求の未充足の発生要因を明らかにする」の前後どちらに関連図を位置するかで,関連図の捉え方に違いが生じる（表6-1）. 関連図を前に位置する場合は,最終は臨床判断（問題の所在を明らかにする）までのキーワードを配置し,後に位置する場合は,基本的欲求の未充足状態の診断までのキーワードを配置することになる.

表6-1 ▶ヘンダーソンの看護観による看護過程のシステムと看護過程

①アセスメント
1 段階　情報収集	基本的欲求に影響を及ぼす常在条件	
	基本的欲求にもとづいた生活状態（14の基本的欲求の構成要素）	
	基本的欲求を変容させる病理的状態	関連図
2 段階	基本的欲求の未充足の発生要因を明らかにする	関連図
3 段階	基本的欲求の未充足の解釈・分析と統合	
	（顕在・潜在・可能性の問題について臨床判断する）	

※関連図と病態図の意味合いの違いは，関連図の場合は，その人の精神，身体，社会，および経済などの文化的背景から生活障害が健康障害の発生を生むというように予見的（原因→結果）にキーワードをつなげ「主たる傷病名」「合併症」へ到達するようになっている．病態図は，その人の病気の成り立ちを中心に考えているので，解剖生理学的なキーワードを配置して「主たる傷病名」につなげているようである．

2　関連図の作成方法

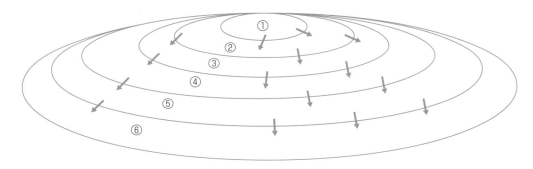

図6-1 ▶関連図を構成する全体像

①その人・傷病名
　当事者のプロフィールになる．

②その人の生活背景
　その人が，今まで生きてきた生活習慣や，誤った生活様式，生活の変化および生理的変化などを関連事項にして姿をつくり上げる．

③病理的変化
　その人の誤った生活習慣や，誤った生活様式，生活の変化および生理的変化などがどのような病理的状態になっているのかを関連づける．

④臨床症状・生活障害
　病理的状態と，その人の健康障害を特徴づける臨床症状や生活障害とを関連づける．

⑤臨床症状

今ある患者の健康上の問題を関連づける.

⑥**基本的欲求の未充足状態の診断**

主たる傷病名を, 顕在している健康問題に関連づける.

個人情報保護法により患者・家族から詳細な情報を得ることが困難になってきたこと, また電子カルテにより患者情報を得る時間が制約されたこと, さらに入院日数が短縮化されたこと, 今後, 医療・看護の計画もパス化されることを鑑みて, 本書のなかでは, 関連図と, アセスメントの2段階「基本的欲求の未充足の発生要因を明らかにする」の部分は除いた看護過程の記録システムを紹介している.

【例】 統合失調症の関連図

以下の事例について, 関連図の書き方①〜⑥に沿って展開を示したので, 学習の参考にしてほしい (概要にない情報も関連図には別途収集したものとして加えてある).

■事例の概要 ━━━━━━━━

74歳の女性である. 診断名は統合失調症. 初発は18歳のときで, その後数施設の精神科の入退院を繰り返している. 合併症に糖尿病がある. 結婚歴はなく両親は他界し, 兄弟縁者は近くになく, 唯一いとこが遠方に一人いるが, 面会や電話はなく疎遠である.

慢性の閉鎖病棟に長期間入院しているためか, 社会との関係も絶たれている状態である. 入院患者同士の交流もなく, 孤立し自室に引きこもりがちである. 時折, 幻覚妄想などの異常体験がみられる程度であるが, 抗精神病薬内服で加療している.

高齢でもあり, 抗精神病薬の副作用である錐体外路症状および自律神経障害に筋力や関節運動の低下が加わり72歳のときに大腿骨骨頭骨折をしている. 骨折治療後, 歩行不安定になり日常生活に障害が表れ院内活動への参加も消極的となる. 高齢に自律神経障害が加わり, 膀胱機能障害が著明で尿失禁があり, 日常生活に必要な衛生管理や清潔管理を看護師に委ねている状態である. 現在は, 日中のトイレ歩行は看護師の見守りで行い, 夜間は自力でのトイレ歩行は転倒による再骨折を最小にするため, 自室でのポータブルトイレを使用している.

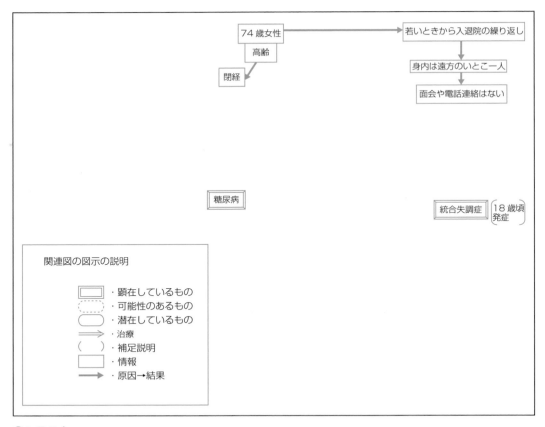

①▶その人

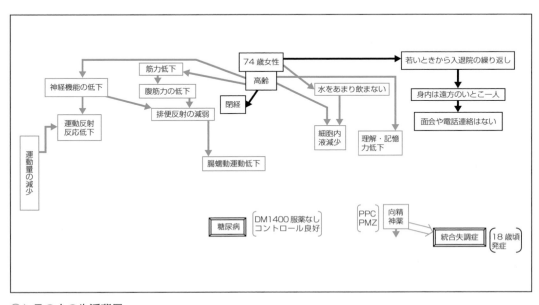

②▶その人の生活背景

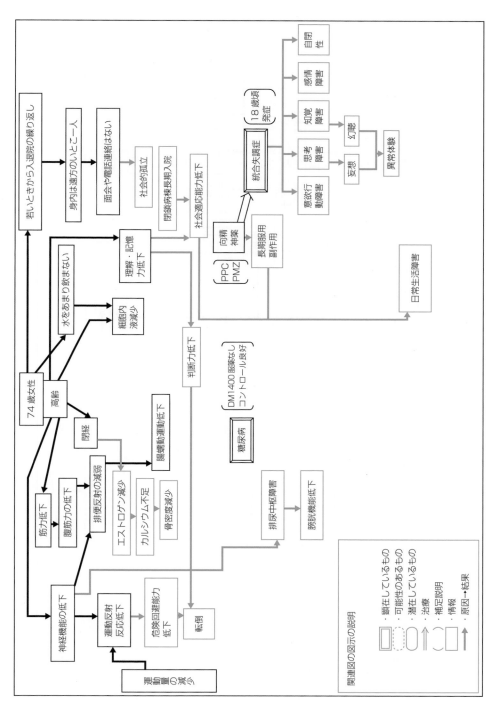

③ ▶病理的変化

関連図の図示の説明

・顕在しているもの ☐
・可能性のあるもの ◌
・潜在しているもの ◯
・治療 ⊃
・補足説明 ⊂
・情報 ☐
・原因→結果 →

統合失調症（18歳頃発症）
・自閉性
・感情障害
・知覚障害 ─ 幻聴 ─ 異常体験
・思考障害 ─ 妄想
・意欲行動障害

向精神薬
〔PPC PMZ〕
長期服用副作用

日常生活障害

糖尿病〔DM1400 服薬なしコントロール良好〕

74歳女性
高齢

若いときから入退院の繰り返し
身内は遠方のいとこ一人
面会や電話連絡はない
社会的孤立
閉鎖病棟長期入院
社会適応能力低下

水をあまり飲まない
細胞内液減少
理解・記憶力低下
判断力低下

筋力低下
腹筋力の低下
閉経
排便反射の減弱
エストロゲン減少
カルシウム不足
腸蠕動運動低下
骨密度減少

神経機能の低下
運動反射反応低下
危険回避能力低下
転倒
運動量の減少

排尿中枢障害
膀胱機能低下

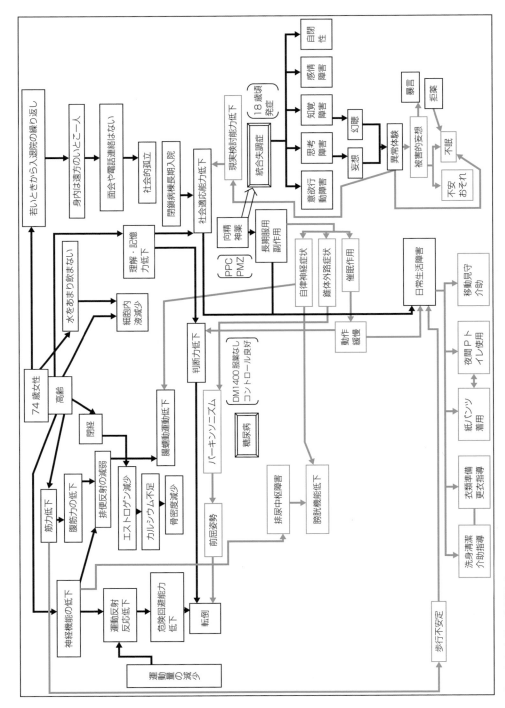

④ ▶臨床症状・生活障害

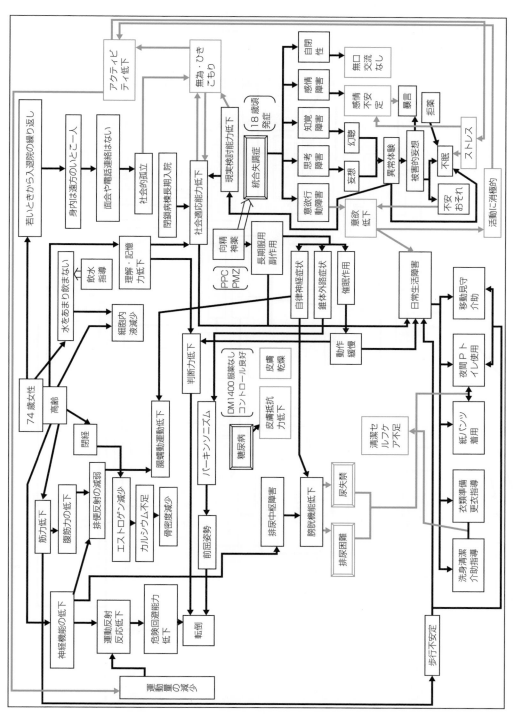

⑤▶臨床症状

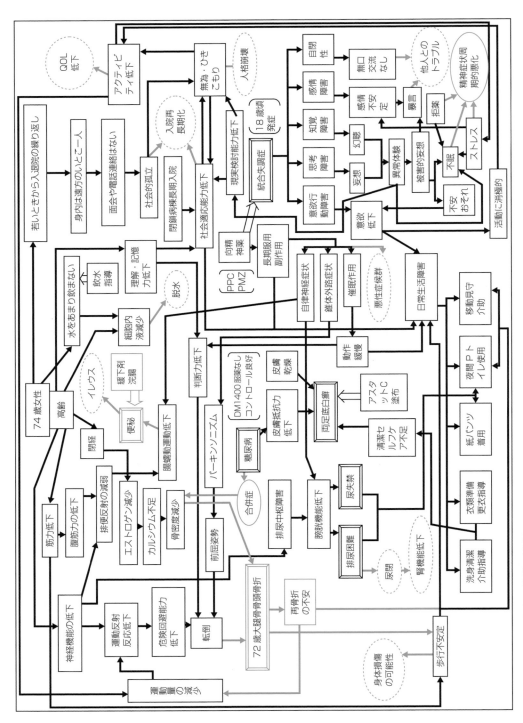

⑥ ▶ 基本的欲求の未充足状態の診断

第 7 章

演習―精神科看護過程の展開

　学生が臨地実習で受け持つ事例には統合失調症，気分障害，認知症などが多いが，本章の演習モデルは身体症状症という比較的新しい用語で説明されている障害で，患者が自覚する身体症状を説明できない身体症状を特徴づける一群の精神障害である．身体症状症では，痛みなどが身体愁訴として表れ，その自覚症状により日常生活を妨げられている．そして，その自覚症状を説明する他の精神近縁疾患や身体科疾患などが認められないもので，どちらかといえば，本人の心理的，社会的要因に説明される障害である．種類には，身体化障害，転換性障害，疼痛性障害，心気症がある．

　本章での看護過程の展開モデルは，身体症状に主に痛みがある疼痛性障害であり，検査では自覚している痛みを説明する異常所見はなく，心理社会的な要因が症状の経過に影響している事例である．この障害は女性に多く，本事例のように，事業の倒産，負債の返済といった社会的な苦難，配偶者の死亡，家族の不仲，家族の疾病や障害といった精神的につらい出来事が引き金となって発症することが多い．

■演習モデルの紹介

＜患者の情報＞

A 氏，70 歳代，女性

診断名：身体症状症

現病歴：8 年前，夫を亡くし，倒産した会社の借金を抱え込み，金銭面で苦しくなった．精神障害をもつ次男に過干渉となり徐々に胸痛・痰が出るようになった．5 年前，胸痛や痰が悪化，S 精神科病院に精密検査目的で入院するが，異常なく退院する．退院後も，胸痛，喀痰，食欲低下，自立歩行困難などの身体症状が顕著となり長男同伴で

任意入院となった.

家族関係・経済状況：遠くに住んでいる娘一人・息子2人の3人の子どもがいる.「息子2人の仲がよくない. 夫が他界してから生活が何もかも狂いだした. 借金の返済もあるし, 死んだほうがよかったかもしれない. でもキリスト教徒だから死ぬこともできない」「母親が入院しているので何でもかんでも自分たちでせないかんので息子たちに申し訳ない. 子どもたちには母親らしくしてやれない. 恨んでいると思う」と話している.

　　長男が週末に洗濯ものを取りに来る. 20歳で結婚し, 結婚当初は茶道や生け花をしたり, 映画を観たりと, 好きなことをして生活できていたが, 夫が事業に失敗し借金を負った（事業の内容は情報なし）. 8年前に仲のよかった夫を亡くしたあとは生活保護を受けている.

現在の生活の状況：

・入院時, 自立歩行が困難で車いす介助であった. 入院当初はナースコールが頻回にあり, 食事や排泄など日常生活に介助が必要であったが, 2カ月あまりの薬物療法・精神療法・作業療法で日常生活は自立できるようになった. 退院を目標に試験外泊を検討中である.

・バイタルサイン（1週間平均）：体温36〜37℃, 脈拍60〜80回/分, 血圧100〜140/60〜90mmHg

・日中はベッド上で臥床していることが多い.

・本人は, 胸痛, 胸のつっぱり感があり, 咳や痰が出ると言う.「（胸をさすりながら）今は胸の筋肉に骨が刺さるような痛みが続き, 咳や痰が出るので, この病気が治らないと何もできない. 退院してもすぐ入院になる」「よく痰が出て困る」, 時折（夜間入眠時）「胸のつっぱりがひどく呼吸がしづらく, とても苦しくてたまらなかった」

・喫煙歴はなく, 呼吸器疾患の既往はない.

・看護師に昔の話や胸の痛みに対するつらさなどを聞いてもらうことで気持ちが落ち着くと言うが, 看護師が「子どもさんのことが心配ですね. 早くよくなって退院できるといいですね」と退院の話題に触れると, その当日の夜には不眠や胸痛などの症状が表れている.

・医師の回診時に「検査の結果では胸の悪いところはないですよ」「胸の症状を治す薬はない」と説明を受けて, 回診後にずっと涙を流しながら「覚悟はしていたけどショック……死にたいけど神様の御胸に任せるしかないわね」と落胆し, その日は食事が摂れなかった.

・普段は病院食1,400kcalを8〜10割摂取.「薬が増えてから, 食事が楽しくない. 食べるものがないから食べている」と話す. 飲水は1日2L程度. 血糖値が高いため間食は主治医と相談しながら摂っている.

・排便が不規則で2日ないときがあるが, 患者から腹満や腹痛の訴えはない. アローゼン顆粒（センナ・センナ実顆粒）を服用中.

・隣の人のいびきがうるさく眠れず困っているため頭から布団を被り眠っている. どうしても眠れないときは眠剤を服用している.

・歯磨き，排泄，更衣と衣服の調度は自立している．入院前から3日に1回の入浴習慣で，「年をとると毎日の入浴はよくない」と話し3日おきに入浴している．入浴時にふらつきがみられることがあるため，見守り介助を行っている．胸のつっぱりが強いときは入浴をしない．

・作業療法は気分のよいときに参加する程度．以前に一度，音楽鑑賞に参加した際，昔の思い出がよみがえる歌を聴き，流涙したことがあった．その後は音楽鑑賞には参加していない．病棟内活動がないときにはベッドで臥床していることが多いが，気分がよいときに作業療法に参加したり，看護師と話をしたりしているときは，胸をさする行為もなく笑顔もみられ，痛みもない様子である．

・閉経の情報はなし．

<看護師の考え>

　患者は基本的な問題は精神的なものであると気づいておらず，医師が医学的検査や診断を行い，現在生じている症状を説明できる身体疾患はないことを説明したが，満足しきれない様子であった．看護師は，患者の表現する身体症状（痛み）は，「今のつらい気持ちをわかってほしい，そして助けてほしい」と訴えるためのコミュニケーション手段ではないかと考えた．患者は看護師と会話することで，痛みなどの身体症状が和らぐので，「検査では異常所見がない」ということ，そして，「病気を示すような症状ではない」ことを患者に説明して安心させた．

<今後の看護方針>

　これからの看護方針は，患者と看護師の信頼関係を結びつつ，退院を視野に，社会資源の活用，息子の不和解消などの支援方法を共に考えながら，身体症状はこれまでのつらかった生活，退院後の不安など精神的な理由として表れていることに患者が気づくよう手助けしていくことである．

演習 4

　患者の情報（p.139）と①患者個人情報（p.142）とを合わせて，②アセスメント，③基本的欲求の未充足状態の診断と計画立案をやってみよう．

　（アセスメント，関連図，看護計画の例は pp.143〜154 参照）

【例】 身体症状症（疼痛性障害）の看護展開

①患者個人情報

入院 20XX 年 ○月 ○日	入院形態　任意入院	精神保健福祉手帳　申請していない	健康保険　生活保護

基本的欲求の充足に影響を及ぼす常在条件

1. 年齢　70歳代　女
老年期で発達課題は統合性にあたる。

2. 性格、気質など
頑固で我慢強く、他者に気を遣う。

3. 家族背景およびキーパーソン
長男

4. 面会、外泊の頻度
長男が週末に洗濯ものを取りに来る。本人との会話も少なくすぐに帰る。

基本的欲求を変容させる病理的状態

1. 健康歴
1) 診断名（主たる傷病名・合併症など）
身体症状症
合併症：高血圧

2) 現病歴
8年前、夫を亡くし、倒産した会社の借金を抱え込み、金銭面で苦しくなった。精神疾患をもつ次男に過干渉となり、徐々に胸痛・疼が出るようになった。5年前、胸痛や疼が悪化、S精神科病院に精密検査目的で入院するが、異常なく退院する。退院後も胸痛、喀痰、食欲低下、自立歩行困難など の身体症状が顕著となり長男同伴で任意入院となる。

3) 検査データの所見
血液データ
・白血球：4,300/μL 赤血球：416万/μL
・Ht：42%
・TP：6.3g/dL、Alb：3.8g/dL
・中性脂肪：126mg/dL
・総コレステロール：187mg/dL
・AST：48IU/L、ALT：67IU/L、Glu：108mg/dL
・胸部X線所見：異常なし

身長：147cm 体重：38.3kg BMI：17.7
評価
・Albが3.8g/dLと低栄養である。BMIが低値である。AST：48IU/L、ALT：67IU/Lで肝機能の低下がみられる。

4) 治療的アプローチ
(1) 薬物療法
コンスタン（アルプラゾラム）錠：心身症の身体症候、不安、緊張・抑うつ・睡眠障害
パキシル（パロキセチン塩酸塩水和物）：うつ病、うつ状態、パニック障害
リピトール錠（アトルバスタチンカルシウム水和物）：高コレステロール血症、家族性高コレステロール血症
アムロジピン錠（アムロジピンベシル酸塩）：高血圧症、狭心症
ガスターD錠（ファモチジン口腔内崩壊錠）：胃・十二指腸、急性・慢性胃炎の急性増悪期の胃粘膜病変
アローゼン顆粒（センナ・センナ実顆粒）

(2) 治療方針
退院を目標に外出・試験外泊が検討されている。

②アセスメント

項目	基本的欲求にもとづいた生活状態	基本的欲求の充足と限界の解釈・分析	臨床判断	統合
1. 呼吸	喫煙歴なし。呼吸器疾患の既往はないが、よく痰が出て困ると話す。時折、夜間入眠時「胸のつっぱりがひどく呼吸がしづらく、とても苦しくてたまらなかった」と話す。 8年前、夫を亡くし、金銭面が苦しくなった頃から、徐々に痰が出るようになった。5年前、胸痛や痰が出る症状が図かず、休養が図れず、S精神科病院に精密検査目的で1週間入院するが異常なく退院した。退院後も胸痛、喀痰、食欲低下、自立歩行困難などの身体症状が続き、長男同伴で任意入院となった。 入院から2カ月あまりで、日常生活は自立してきたが、本人は胸痛、胸のつっぱり感、咳や痰が出るなど言う。 看護師に昔の話や胸の痛みに対するつらさなどを聞いてもらうことで気持ちが落ち着くと話す。 「(胸をさすりながら)今は胸の筋肉に骨が刺さるような痛みが出る」咳や痰が続き、この病気が治らないと何もできない。退院してもすぐ入院になる」と話す。 看護師が子どもたちのことが心配ですね。早くよくなって退院できるといいですね」と退院前に胸痛などの症状に触れると、その当日の夜には不眠や胸痛などの症状が表れている。 白血球数：4,300/μL 胸部X線所見：異常なし 医師：「検査の結果では、胸の悪いところはないですよ」	呼吸器疾患の既往はなく、呼吸機能に異常はない。「よく痰が出て困る」と話すが、白血球数は4,300/μLで3,800〜9,000/μLの正常範囲内であり、炎症所見はない。患者は痰と訴えているが、それは患者の思い込みである可能性が高い。 検査の結果、胸部X線所見に異常なく、医師も胸の悪い所見はないと説明していることから、この胸痛は精神的な要素が強いと思われる。患者が訴える自覚的症状や日常生活障害を説明する身体疾患、近縁疾患、薬物の影響などが認められないことから高齢者の喪失体験、金銭的問題、将来の不安などの葛藤がストレスとなり、現実生活からの逃避症状や身体症状へ転換しているのではないか。8年前に夫を亡くし、金銭面で苦しくなった頃から症状が出現したように、退院すると退院後の生活の話を同居と向き合っていかなければならないという現実の生活は患者にとって、不安やストレスはかなり大きなものであると思われる。 看護師に昔の話や、症状のつらさを話すことで、胸痛から解放されているように、カタルシス効果もあるので、患者にとって話を聞いてもらえる存在がいることで、自分の置かれている不安や不安の緩和につながっていると考えられる。できるだけ話す機会をつくり、不安の緩和に向けた手助けが必要である。	①夫を亡くしたことにより心の拠り所を失っている ②借金返済に関する生活の不安 ③現実生活からの逃避としての胸痛	①②③⑫⑰ 退院後の現実生活に予期される不安に起因した胸痛

項目	基本的欲求にもとづいた生活状態	基本的欲求の充足力と限界の解釈・分析	臨床判断	統合
2. 飲食	身長：148cm　体重：39.3kg　BMI17.7 病院食1,400kcalを8～10割摂取している。「薬が増えてから、食事が楽しくない。食べるものがないから食べている」と話す。飲水は1日2L程度である。血糖値が高いので、間食は主治医と相談しながら摂っている。 回診時の、医師の説明「検査の結果では胸の悪いところはないですよ」「胸の症状を治す薬はない」に対しては、「覚悟はしていっただけどショック……死にたいわ」と神様の御胸に任せるしかないわね」と落胆し、その日は食事が摂れなかった。 血液検査 ・TP：6.3g/dL、Alb：3.8g/dL	栄養状態の指標であるTP, Albの正常値はそれぞれ正常範囲内であるが、Albの低下とBMI値が低いことから栄養状態が低下しているようである。日中はベッド上で過ごし活動量は少ないため、必要摂取エネルギーは1,350kcalである。現在1日1,400kcalの食事を8～10割摂取できており、70歳代の女性の入院中での摂取エネルギーとしては問題はない。 患者自身は薬の増量で食に不満を抱いている。食欲がないときには、無理に食べず、食べたいものを食べるよように指導していく。また、和やかな食事ができるよう、患者同士で談話しながら、食事に楽しみがもてるように手助けする必要がある。さらに、食事がおいしくなくなるからといって薬の服用を中止してしまう可能性もあるため服薬管理に注意が必要である。	④薬の増量に伴う食欲不振 ⑤食欲不振から生じる栄養摂取量の低下	
3. 排泄	排便は不規則で、2日排便がないときがあるが、患者から腹満や腹痛の訴えはない。日中ベッド上で臥床していることが多い。 飲水は1日2L程度である。 便秘薬としてアローゼン顆粒を服用している。	排便習慣が不規則で便秘傾向にある。食欲はないが、水分摂取は十分である。日中ベッド上で臥床していることが多く、活動量の低下も便秘の原因の1つと考えられる。さらに、加齢によっても腸の蠕動運動が低下し便秘しやすくなる。本人からの腹満や腹痛の訴えはないので、加齢による腹満や腹痛で様子をみていく。また、排便習慣を規則的にするためにも、知識として腹部マッサージで腸の蠕動運動が高まることや、病棟内ウォーキングやベッド上での軽体操など軽い運動を勧める。日常生活が規則的になるよう手助けする必要がある。	⑥加齢、活動量の低下に伴う便秘	

項目	基本的欲求にもとづいた生活状態	基本的欲求の充足と限界の解釈・分析	臨床判断	統合
4. **活動・** **姿勢**	5年前、胸痛や痰が出る症状が悪化し、休養が図れず S精神科病院に精査目的で1週間入院するが異常なく退院した。退院後も胸痛、喀痰、食欲低下、自立歩行困難など身体症状が続き長さ男症同伴で任意入院する。入院時は、自立歩行は困難であり車いす介助での入院となっている。入院当初はナースコールが頻回にあり、食事や排泄など日常生活において介助が必要であった。2カ月あまりの経過で転倒・転落が頻回で日常生活は自立できるようになったが、日中はベッド上で臥床していることが多い。 退院を目標に試験外泊を検討中である。	入院時には自立歩行困難で車いすか介助が必要であったが、日常生活には支障ない程度まで回復している。しかし、日中活動がないときにはベッド上で臥床していることが多く、将来の退院へ向けた不安やストレスなどによる気分の落ち込み、活動の低下などが生じている可能性もある。患者は、高齢での活動量の低下に伴い、筋力低下などが生じ、転倒、転落の危険性はもとより、自立行動に影響する可能性も大である。退院の危険に試験外泊などが検討されているので、規則的な生活を維持できるよう、体調のよいときはホールでのゲームや院内ウォーキングなど、活動意欲が高まるよう手助けする必要がある。	⑦加齢、活動量不足に伴う下肢筋力の衰えに起因する転倒・転落の危険性	
5. **睡眠・** **休息**	夜間入眠時胸のつっぱりがひどい。また隣の人のいびきがうるさく、眠れず困っていると訴えると布団を被り眠っている。どうしても眠れないときは眠剤を服用している。 「子どもさんのことが心配ですね。早くよくなって退院できるといいですね」と退院の話題に触れると、その当日の夜に不眠や胸痛の増強などの体調不良などが表れている。	胸のつっぱりは、周りの刺激がなくなった夜間常に現れている様子である。これは、静かな夜間常にいろいろと考えが浮かび上がってくるためと考え、胸のつっぱりを聞くことで胸のつっぱりが和らぐため、症状が強く入眠困難などさには患者の話を傾聴する必要がある。隣人のいびきさで不眠を訴えているが、いびきが聞こえないように布団を被る対処行動をとっている。不眠は脱力感や倦怠感を生じさせるので、身体症状の増悪をきたす可能性がある。また睡眠障害が続くと日中活動に影響を及ぼし、昼夜逆転になるおそれもある。部屋移動も考慮しながら、隣人に対しては体位変換など、いびきを弱める工夫や援助を行って、患者が熟睡できる環境に整えることも必要である。	⑧入眠時の強い胸のつっぱりによる睡眠困難 ⑨隣人のいびきによる不眠 ⑩不眠に伴う体力低下、病状の悪化のおそれ	⑧⑨⑩退院後に予期される生活に対する不安に起因した不眠

項目	基本的欲求にもとづいた生活状態	基本的欲求の充足力と限界の解釈・分析	臨床判断	統合
		不眠時には眠剤を服用しているが、高齢のため薬の作用が出やすく、眠剤の過作用による下肢のふらつきで、ベッドからの転落や歩行時の転倒などの危険性が高まるおそれがある。下肢のふらつきなどがみられた場合は、ベッド柵の高さなど安全に配慮した環境整備を心がける必要がある。また、夜間のトイレ歩行時には危険防止のため、ナースコールをしてもらいつき添うようにする。退院後の生活に対する不安が増強するのは、退院の話題に触れると不眠や胸痛が増強する現実問題と向き合っていかなければならないだろうか、不安を増強させているからではないだろうか。可能なかぎり、患者の話を聞き、患者にとってどうあることが一番安心できるのか、その対処法についてともに力をつける手助けが必要である。	①高齢による眠剤の過作用に伴う転倒・転落の危険 ⑫退院後の生活に対する不安	
6. 衣類	更衣と衣服の調度は自立している。 長男が週末に洗濯ものを取りに来る。	更衣と衣服の調度はできている。寝衣から日常着への更衣は1日の生活リズムをつけるためにも大切な行為である。衣服の洗濯に関しては、週末に長男が洗濯ものを取りに来るので、適宜更衣しているようである。 入院は社会生活のように不特定多数の人と接触しないので、衣服への関心が鈍り、日常も寝衣のまま過ごすことが多くなりがちなので、寝衣から日常着へ更衣できているときは、衣服の「見た目のいいところ」をほめ、人から見られているといった感覚、関心が薄れないようにすることが必要である。		

146

項目	基本的欲求にもとづいた生活状態	基本的欲求の充足と限界の解釈・分析	臨床判断	統合
7. **体温** **循環**	高血圧の治療薬として、リピトール錠、アムロジピン錠を服用している。1週間の平均は、体温36～37℃、脈拍60～80回/分、血圧100～140/60～90mmHgの正常範囲である。	体温循環は正常範囲内である。高血圧の既往があるが、降圧剤の効果により異常血圧値は測定されていない。しかし、高齢者は薬の作用が出やすいため観察注意が必要である。毎日のバイタルサイン測定時に気分不良、めまいなどの自覚症状の把握も大切である。	⑬血圧低下によるふらつき・転倒の可能性	
8. **清潔**	入院初期においては、ナースコールが頻回にあり、食事や排泄など日常生活において介助が必要であった。歯磨き、更衣、排泄は自立している。「年をとるたびに毎日の入浴はよくない」と話しており、3日おきに入浴している。入院前から3日に1回の生活習慣である。入浴時にぶらつきがみられることがあるため見守り介助を行っている。胸のつっぱりが強いときは入浴をしない。週末に長男が洗濯ものを取りに来ている。	入院初期は日常生活介助が必要であったが、現在は歯磨き、更衣、排泄などの介助は必要とせず身体症状も落ち着いている。更衣も定期的に調整され、清潔に対する意欲は維持できているようである。胸のつっぱりが強いときには入浴を拒んでいる。胸のつっぱりを引き起こしている精神的なストレスや不安が、かなり大きいと思われる。入浴の強要は避け、患者の気持ちを傾聴することによって、胸のつっぱりが緩和されたときに入浴を勧めるようにする。3日おきの入浴は生活習慣になっている。	⑭胸のつっぱりが治る行為に影響し、入浴による清潔保持が得られない	
9. **安全**	回診時の医師の「検査の結果では胸の悪いところはないですよ！胸の症状を治す薬はない」という病状の説明を受けて、回診後にずっと涙を流しながら、「覚悟はしていたけれどこう治す薬はないと言われてショック……死にたいけど神様の御胸に任せるしかないね。でも……」と落胆し、その日は食事が摂れなかったと話す。「息子2人の仲がよくない。夫が他界してから生活が何もかも狂い出した。借金の返済もあるし、死んだほうが何もかもよかったかもしれない。でもキリスト教徒だから死ぬ	患者はキリスト教徒であり、本人も自殺は「神のおきてにそむく罪」と理解しているように、自殺行為の可能性は低いと考えられる。しかし、「夫が他界してから生活が何もかも狂い出した」と、死んだほうがよかったかもしれないと話しているように、夫の死後の精神的負担は重たく、将来に対する悲観で自殺に向かう可能性もある。日常会話のなかで、自殺に関した言動はないが、些細な変化など患者の気持ちの変動に目を向けた観察が必要である。	⑮将来に対する悲観から自殺行為に至るおそれがある	

項目	基本的欲求にもとづいた生活状態	基本的欲求の充足力と限界の解釈・分析	臨床判断	統合
10. コミュニケーション	こともできない」と話す。 両親は他界し、兄弟とは疎遠である。8年前に、仲のよかった夫を亡くす。遠方で生活している娘と息子2人の3人の子どもがいるが、一人娘は遠くにいる。息子2人の仲が悪い。次男は施設の日中デイケアに通っている。患者が頼れるのは長男であるが、週末に洗濯物を取りに来ても本人との会話は少なく、すぐに帰る。本人は、自宅の近くに住んでいるので長男を迎えに来るように電話連絡している。 息子たちに対して、入院している「母親らしくしてやれない。恨んでいると思う。駄目な母親ですね」と涙する。 看護師と会話をしているときは、胸をさする行為や痛みの訴えはみられず、笑顔もみられている。同室者とは普通に話しているが、時折自分の意見を強く主張するときがある。次男が何らかの病気を患っていると話すが、病名は話さない。次男の将来の行く末を心配している。	患者にとっては、2人の息子の不仲は、退院後の生活に対して精神的負担が借金と同様に大きく、それが胸の痛みとなって身体症状を引き起こしているといえる。また、患者は「入院によりやより子どもたちに母親らしくしてやれない。恨んでいると思う。駄目な母親だ」と自責の念をもっているように、子どものことを心配しているようである。患者の弱まっている気持ちを強めるためにも会話する時間をできるだけ多くとり、入院前の生活や子育ての様子などの話を聞き、これまでの母親としての頑張りや努力を認めたり、ほめたりすることで、自責の念が和らぐようにかかわる必要がある。 また、自宅での試験外治が予定されているので、患者が一人で不安を抱え込まないようにするにはどうすればよいか一緒に考える必要がある。	⑯母親役割ができないことによる自責の念がある	
11. 宗教	「息子2人の仲がよくない。夫が他界してから何もかも生活が狂い出した。借金の返済もあるし、死んだほうがよかったかもしれない。でもキリスト教徒だから死ぬこともできない」と話す。 「覚悟はしていたけれどご主人はもう薬はないと言われてショック……死にたいけど神様の御胸に任せるしかない」	患者はキリスト教徒である。「死んだほうがよかった」「死にたい」という言葉を漏らすことがあるが、キリスト教では自殺は「神のおきてにそむく罪」とされているため、自己破壊行為は低いと考えられる。また、「神の御胸に任せるしかない」という言葉が頻回に聞かれるので、患者自身が精神的に立ち上がることができるであろう。		

項目	基本的欲求にもとづいた生活状態	基本的欲求の充足力と限界の解釈・分析	臨床判断	統合
わね]		信仰の権利を維持し、援助していくことが大切である。		
12.職業	夫が事業に失敗し借金を負った。8年前に夫を亡くし、金銭面で苦しくなった。遠くに住んでいる娘一人と息子2人の3人の子どもがいる。生活保護を受けている。（事業の内容は情報なし）	夫の事業の失敗により、借金を負い、夫を亡くしての借金を一人で背負っている状況である。次男は精神障害でデイケアに通っている。生活保護を受けているが、経済的に非常に厳しい状況であるといえる。経済的な状況や家族の状況もあるが、2人の息子との同居も視野に入れた退院後の生活も考えていかなければならない。また、退院後の不安を最小にするために、2人の息子の不和を解消する方法や、患者の借金の返済に関して利用できるサービスなどについて情報提供していく必要がある。		
13.レクリエーション	結婚当初は、茶道や生け花をしたり、映画を観たり、好きなことをして生活できていたことず。作業療法は気分がのよいときに参加するぐらいである。一度音楽鑑賞に参加し、昔の思い出が一切参加していない。その後はベッドで臥床していることが多い。病棟内活動がないときはベッドで臥床していることが多い。気分がよいときに作業療法に参加したり、看護師と話をしたりしていることには、胸をさする行為や痛みもない様子であり、笑顔もみられている。	結婚当初の生活の様子から、茶道や生け花、映画鑑賞などの趣味があるようである。現在、患者は気分のよいときに、作業療法に参加する程度で病棟内活動がないときにはベッドで臥床していることが多い。作業療法に参加しているときさや看護師と話していると、さには胸の痛みもやわらぎ、笑顔もみられるなど調子のよさがうかがえる。作業療法は、気分転換、集団生活への適応、退院後の社会生活に向けたリハビリテーションにつながるので、患者の趣味に合った作業療法に参加してもらい作業療法への参加意欲を増すよう、患者の好む作業療法を治療者と相談して取り入れるなど、参加の手助けをする必要がある。		

項目	基本的欲求にもとづいた生活状態	基本的欲求の充足力と限界の解釈・分析	臨床判断	統合
		ある。また、会話をするときも患者の趣味を取り入れながら話をするとよりよくコミュニケーションがとれると考えられる。 音楽療法に関しては、つらい体験であったことと考えられるので、無理に参加を強いるのではなく、患者が参加する気になるまで待つ姿勢が大切だと思われる。		
14. 健康 学習	週に一度の回診のときに医師からの「検査の結果では胸の悪いところはないですよ」という病状の説明を受け、「胸の症状を治す薬はない」と捉えて「覚悟はしていたけれど治す薬はないと言われてショック……死にたいけど神様の御胸に任せるしかないわね」と落胆した。「胸の痛みに効く薬はないのかしら……」と話す。「事実と違う受け止めをすることがある」と過去の入院記録にある。 薬物療法、精神療法、作業療法は、調子のよいときに参加している。入院当初は日常生活において介助が必要であったが薬物療法、精神療法、作業療法による治療を2カ月経過し、日常生活は自立できるようになった。	医師の説明で、胸痛や咳が精神的なものからきているということを理解している様子であるが、一方では「胸の痛みに効く薬はないのかしら……」と話すことから、病気の理解までできていないようである。 治療には、受け身だが参加している。2カ月あまりで効果が現れ、日常生活も自立してきた。また、患者は高齢であり、多数の薬剤を服用しているため、薬の飲み忘れや飲み間違いがないよう確認する必要がある。さらに、退院後の生活を視野に入れ、薬の自己管理に向けた手助けが必要である。そのため、1週間分の薬を小分けしたり、服薬チェック表を作成したりして、薬の自己管理ができるよう手助けする必要がある。		
15. 自我	「母親が入院しているので、何でもかんでも自分たちでせんといかんので息子たちに申し訳ない。子どもたちには母親らしくしてやれない。悩んでいると思う。駄目な母親ですね」と涙ぐむが、一面では看護師が「子どもさんのことが心配ですね。早くよくなって退院できると	母親としての役割を確立していたが、夫の他界と入院でその役割も喪失した。入院したことにより、息子たちに母親としての役割が果たせておらず、自責の念を抱いている。そして、子どもたちは、自分のことを恨んでいると感じている。子どもたちは看護師に母親のことを恨んでいる、退院の	⑰退院後の生活に予期に逃避された逃避の可能性	

項目	基本的欲求にもとづいた生活状態	基本的欲求の充足力と限界の解釈・分析	臨床判断	統合
	いいですねね」と退院の話題などに触れると、その当日の夜には不眠や胸痛が増強し体調不良などが現れている。	生活に不安を募らせ、さらには胸痛の増強も引き起こしかねない。 次男の病気のことを気にかけている反面、退院の話題に触れると、胸痛や不眠などが表れていることから、退院後の現実生活に対する逃避といった自我防衛が働いているように感じる。言葉で「子どもたちには母親らしくしてやれない」と、子どもたちのことを案じていることから、息子2人で生活できることがわかれば、安心するかもしれない。		
16. 精神的・身体的安楽	「今は胸の筋肉に骨が刺さるような痛みが続き、咳や咳がよく出るので、この病気が治らないと何もできないので退院してもすぐ入院になると話す。「母親が入院しているので何でもかんでも自分たちでせないかんので息子たちに申し訳ない。子どもたちには母親らしくしてやれない。恨んでいると思う」と話す。	一人娘は遠くに住んでおり、自分の兄弟とも疎遠で、次男は精神障害を患っていることもあり、面会者は長男だけである。寂しさがあるのではないだろうか。また、言葉で「子どもたちには母親らしくしてやれない」と話しているように、母親としての役割ができないことに精神的な痛みがあるようである。 看護師と話をしているときには、胸痛もなく笑顔がみられているので、話のなかで「親はいなくても子どもは育っている」ことに期待するよう意志を強くもてるよう手助けする必要がある。	⑱母親役割機能ができないことによる精神的な痛みがある	
17. 性	20歳で結婚し、娘一人、息子2人を育てた。8年前に仲のよかった夫を亡くす。閉経は情報なし。	若くして結婚し、3人の子どもを出産・養育し、女性としての役割を果たしている。長年連れ添ってきた夫との死別は患者にとってつらい体験であり、死別が患者に与えた精神的苦痛はかなり大きなものであったようである。		

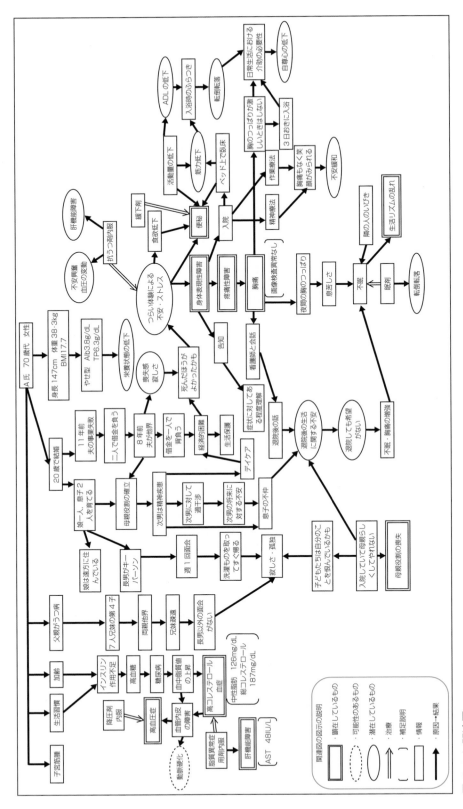

図 7-1 ▶ 関連図

③基本的欲求の未充足状態の診断と計画立案

月 日	基本的欲求の未充足状態の診断	基本的欲求の充足状態 基本的欲求の充足範囲	○ＴＥ	基本的欲求の充足・強化・補填行動への援助行為
9/○	#1 退院後の現実生活に予期された不安に起因した胸痛	【基本的欲求の充足状態】 1カ月後までに胸痛が緩和された日常生活ができる 【基本的欲求の充足範囲】 ①1週間後までに、現在不安に感じている精神的苦痛を看護師に相談できる	○	1. 一番気分のよい時間帯に会話の時間を設定し、患者の部屋を訪問する時間をできるだけ多くつくる 2. 訪室時、昨日と今日の気分はどうかたずねる 入眠時間と起床時間 3. 血圧、脈拍、呼吸、体温の変動はないか観察、測定する 4. 食事はおいしいかたずねる。夕食と朝食の摂取量をたずねる 5. 1日の有効な時間の活用をしているか観察する 衣服の更衣など場所に合った適切な衣服であるか観察する 6. 昨日と今日、朝と昼の胸痛の有無と程度、痛みの範囲を観察する
			Ｔ	1. 安心して睡眠できるか訪室し声をかけ、不安があるときは話を聞く 2. 心配なことや気になっていることは、話をすることで安心できるようにする
			Ｅ	1. 胸痛があるときは、作業など活動の調整を申し出るよう指導する

月日	基本的欲求の未充足状態の診断	基本的欲求の充足状態／基本的欲求の充足範囲	OTE	基本的欲求の充足・強化・補填行動への援助行為
	＃2 退院後に予測される生活に対する不安に起因した不眠	【基本的欲求の充足状態】 1カ月後までに自然な睡眠状態になる 【基本的欲求の充足範囲】 ①不眠の原因になっている不安を看護師に相談できる ②熟睡できたと報告できる	O	1. 入眠前の患者の表情について観察する 　不安や落ち込んでいる様子ではないか 2. 入眠前の気分はどうかたずねる 　入眠時間、途中覚醒、起床時間など 　熟睡できているか
			T	1. 不眠時には、理由をたずね、対処方法を共に考える 2. 部屋を訪室する時間をできるだけ多くつくり、患者の話を聞き不安が緩和されるよう手助けする 3. 胸痛や不眠が生じる可能性があるので、退院の話題には本人が話さないときは触れないようにする 4. 患者のこれまでの子育てや頑張りをほめるようにかかわる 5. 不眠の原因となる隣の患者のいびきが激しいときに、隣の患者の体位変換を行う 6. 夜間入眠前には訪室し声かけを行う 7. 不眠が強いようであればリラックスできるような手助けをする 　手浴・足浴、マッサージなど 8. 昼間散歩などの活動を促す
			E	1. 不安や胸痛があり、眠れないときは、遠慮せず話していことを伝える 2. 睡眠を妨げる要因があれば、我慢せず申し出てよいことを伝える 3. 睡眠障害は、生活のリズムの不調も一因であることを説明する

（看護計画は優先度の高い2つのみを取り上げた）

基本的看護の構成要素にもとづいた
アセスメントツールと臨床判断用語

　アセスメントは，看護過程の基本的欲求の未充足状態の診断（健康問題）を解決するための系統的な方法である．アセスメントは，看護過程は 10 ページ図 1-4 に示すように看護過程の 1 段階にあたる．いわゆる，情報収集から，患者の臨床判断（看護診断を含む）までである．ここで紹介しているツールは，データベースアセスメントで，看護観察から系統的に患者に関する情報を収集するものである．看護過程を実践するうえで，基本的欲求の未充足状態の診断，基本的欲求の充足状態・充足範囲および基本的欲求の充足・強化・補填への援助行為を導き出す手がかりとなる．データベースは，精神状態・症状が引き起こす生活障害に焦点を絞っているので，患者の健常な状態と不健常な状態を容易に見いだせるようになっている．

　周知のように，看護過程は段階を追って次に進むという方法であるので，臨床の現場ではアセスメント過程を思考錯誤しながら，時間を費やして臨床判断し，患者の基本的欲求の未充足状態の診断をする．本ツールで，アセスメント過程の思考錯誤と時間の浪費を省くことができるだろう．また，資料 2 では基本的欲求の構成要素 14（17）にもとづいた臨床判断用語を掲載した．初心者であっても，容易に基本的欲求の未充足状態の診断へ移行できると思う．

1 | ヘンダーソンの基本的看護の構成要素にもとづいたアセスメントツール

　アセスメントツールは，ガゼッタの「精神科系アセスメントツールの展開」を参考に「ヘンダーソンの看護観に基づく看護過程」のアセスメントデータを加味し作成したものを，A・B精神単科の病院に勤務する看護師54名に使用とその評価を依頼し，精神科看護の初期計画立案のアセスメントツールとして活用可能かを評価したものである．

ヘンダーソンの看護モデルにもとづくアセスメントツール

基本的欲求	生活状態のアセスメント・データ	臨床判断
1 呼吸	・呼吸　　　回／分	
	・リズム　□整　□不整	
	・呼吸苦　□無　□有	
	・労作時の息切れ　□無　□有	
	・肺雑　R□無　□有	
	L□無　□有	
	・喀痰　　　□無　□有	
	・喫煙の習慣　□無　□有	
	喫煙量　　　　本／1日	
	喫煙歴　　　年および　　　歳のときから	
	・喫煙習慣の認識：	
	・検査データ（肺機能）	
2 飲食	・身長＝　　　　cm	
	・体重＝　　　　kg	
	・BMI＝体重（kg）÷身長（m）^{2}	
	<table><tr><td>BMI</td><td>判定</td></tr><tr><td>20 未満</td><td>やせ</td></tr><tr><td>20〜24 未満</td><td>正常</td></tr><tr><td>24〜26.5 未満</td><td>やや肥満</td></tr><tr><td>26.5 以上</td><td>肥満</td></tr></table>	
	・食欲　□普通　□不振　□小食　□旺盛	
	・拒食・過食・異食　□無　□有	
	・日常の食事摂取量：	
	朝（　　　　）昼（　　　　）夜（　　　　）	
	・好きな食べ物：	
	・嫌いな食べ物：	
	・制限している飲食物　□無　□有	
	・食事の自立　　□自立　□全介助	
	□部分介助：□声かけのみ　□付き添いのみ	

	・義歯　□無　有：□上　□下　□部分	
	・口渇　□無　□有	
	・問題飲水行動　□無　□有	
	・皮膚粘膜の保湿・発汗　□無　□有	
	・検査データ（栄養状態）	
3　排泄	・排泄の自立　□自立　□部分介助　□要介助	
	・便通　　　　　／回　　　　／日	
	・排尿　　　　　／回／１日	
	・排便の傾向　□普通　□便秘　□下痢	
	・排泄方法	
	□オムツ　□ポータブル　□自己導尿	
	□人工膀胱・肛門　□留置カテーテル	
	・排便障害　　□無　□有	
	・下剤の使用　□無　□有	
	・排尿障害　□頻尿　□乏尿　□多尿　□尿閉	
	□排尿痛	
	・弄便　　　　□無　□有	
	・検査データ（尿・便）	
4　姿勢・活動	・日常生活活動様式（入院前）	
	午前	
	午後	
	・安静度・行動制限	
	□病院内	
	□病棟内	
	□絶対安静	
	□隔離室	
	□観察室	
	□制限なし	
	・外出　　　□可　□不可	
	・外泊　　　□可　□不可	
	・日常生活動作	
	□自立　□部分介助　□全介助	
	・行動障害　行動静止　□無　□有	
	・行動途絶　□無　□有	
	行為障害　失行　□無　□有・失認　□無　□有	
	・睡眠　　□良　□普通　□不眠	
	・睡眠感　□熟睡　□入眠困難　□中途覚醒	
	□早期覚醒　□断眠　□浅眠　□昼夜逆転	

5 睡眠・休息	・サイクル	
	日常就寝時間：　　　　時	
	日常起床時間：　　　　時	
	平均睡眠時間：　　　　時間	
	・睡眠薬服用　　□無　□有	
	・不眠時の対策　□無　□有	
	第1不眠薬：　　　　　第2不眠薬：	
	・夜間の睡眠状態と昼間の活動との関係	
6 衣類	・美的表現	
	・衣服の着脱　　□自立　□部分介助　□全介助	
	・衣服の好み　　□無　□有	
	・身だしなみへの関心　　□無　□有	
7 体温・循環	・体温　　　　　℃	
	・脈拍　　　　　回／分	
	・不整脈　　　　□無　□有	
	・手足の冷感　　□無　□有	
	・皮膚粘膜の保湿・発汗　□無　□有	
	・血圧（右）＝　　　　　／　　　　　mmHg	
	・血圧（左）＝　　　　　／　　　　　mmHg	
8 清潔	・入　浴　　　　　回／週	
	□自立　□部分介助　□全介助　□部分浴	
	・入浴方法　□一般浴　□シャワー　□全身清拭	
	・洗　髪　　　　　回／週	
	□自立　□部分介助　□全介助	
	・更衣の自立　　　回／週	
	・洗面　　　□自立　□部分介助　□全介助	
	・口腔ケア　　回／日　□自立　□部分介助　□全介助	
	・整容（髭剃・整髪・化粧）□自立　□部分介助	
	□全介助	
	・入院後の洗濯もの　□自立　□家族　□施設に依頼	
	・清潔に関する事項	
9 安全	・自傷の既往　　□無　□有	
	既往歴：　　　歳のとき　　どのように	
	・他害の既往　　□無　□有	
	既往歴：　　　歳のとき　　どのように	
	・外傷　　　　　□無　□有	
	・注射痕　　　　□無　□有	
	・心的外傷体験　□無　□有	
	・薬物嗜癖　　　□無　□有	
	薬物嗜癖歴：　　　年および　　　歳のときから	
	薬品名：	

	入院治療　□無　□有	
	・薬物嗜癖に対する認識	
	・感染症　□無　□有：□HB　□梅毒　□結核	
	・危険・災害時の判断　□可能　□不可能	
10 **コミュニケーション**	・意識レベル	
	・見当識障害　□無　□場所　□方向　□時間	
	・言語障害　　□無　□有	
	・コミュニケーション障害　　□無　□有	
	□せん妄　□妄想　□感情障害　□昏眠　□傾眠	
	□不穏　□思考障害　□情動（感情）失禁　□昏蒙	
	□意識障害	
	・コミュニケーション手段	
	□言語　□手話　□筆談　□ボード　□その他	
	・知覚障害　　□無　□有	
	視覚障害　　□無　□幻覚　□幻視　□その他	
	聴覚障害　　□無　□幻聴　□その他	
	味覚障害　　□無　□有	
	思考障害　　□無　□空笑　□独語	
	奇妙な言動　□無　□有	
	滅裂思考　　□無　□有	
	強迫行為　　□無　□有	
	対人関係過干渉　□無　□有	
	・認知症　　□無　□疑いあり	
	・検査データ（心理テストなど）	
	・入院による経済的問題　□無　□有	
	・入院によって起こりうる家族間の問題　□無　□有	
	・入院が影響する精神的問題　□無	
	本人：	
	家族：	
	・家族に対する態度：	
	・入院に対する家族の希望	
	・面会の制限	
	・入院にかかわることおよび入院中で配慮してほしいこと：	
	・同室の人との人間関係　□自然　□不自然　□孤立	
	・医師・看護師との人間関係　□自然　□不自然	
11 **宗教**	＊ここでの情報は看護過程に必要と思われる場合のみ選択して収集する	
	・輸血　□可　□不可	
	・本人の宗教　□無　□有	
	・家系の宗教　□無　□有	

	・宗教上禁止されている事項　□無　□有	
	・生きがいとしているもの　　　□無　□有	
12 職業	＊ここでの情報は看護過程に必要と思われる場合のみ選	
	択して収集する	
	・職業：	
	・入院によって生じる問題	
	・□無　□配置転換　□リストラ　□進退問題	
	□家計経済　□従業員の不足	
	・地域社会活動　□無　□有	
13 レクリエーション	・趣味	
	・入院してできる気分転換の希望	
	・経済観念　　　　　□無　□有	
	・金銭の自己管理　□可　□不可	
14 健康学習	・インフォームドコンセント	
	本人への説明：	
	家族への説明：	
	・入院に対する本人の知識・認識	
	・病気に対する家族の知識・認識	
	・病識　　　　　□無　□有	
	・帰宅強要　　　□無　□有	
	・与薬　　　　　□自己管理　□看護管理	
	・持参薬　　　　□無　□有	
	・服薬方法	
	□食前　□食後　□食間　□就寝前	
	・拒薬　　□無　□有	
	・点滴・注射	
	□中心静脈栄養　□点滴　□静脈注射	
	□筋肉注射　□インスリン注射	
	・緊急時約束処方　□無　□有	
	不穏：	
	不眠：	
	夜間せん妄：	
	頭痛：	
	吐き気：	
	プラシーボ：	

	・リハビリテーションの内容			
	日常生活行動	作業療法	レクリエーション	

15 自我	・客観的性格：	
	・主観的性格：	
	・発達段階で気になった問題　□無 　□有：□いじめ　□家庭内暴力　□登校拒否 　　　　□虐待	
	・結婚経験　□無　□有，離婚経験　□無　□有	
	・投げやりな態度・行動　□無　□有	
	・該当する症状をチェック 　□絶望感　□無力感　□自己コントロールの喪失感 　□価値・葛藤の自覚　□暴力の意思などの表現	
16 精神的・身体的安楽	・ボディイメージに関する認識：	
	・身体的苦痛　□無　□有：疼痛：　□無　□有 　部位・性質：	
	・精神的苦痛　□無 　□孤独　□抑鬱傾向　□焦燥感　□イライラ 　□落ち着きのない態度　□不安　□恐怖	
	・ストレス因子　□無 　最近あったストレスの多い出来事： 　ストレスに対するコーピングの方法：	
17 性	＊ここでの情報は看護過程に必要と思われる場合のみ 　選択して収集する	
	・初潮　　　　　　歳	
	・月経　□順　□不順	
	・月経周期　　　　日型	
	・月経処理　□可　□不可	
	・生理痛　　□無　□有	
	・鎮痛薬の服用　□無 　□有　薬品名：　　　　　　　　回／日	
	・妊娠と出産の経験　□無　□有 　妊娠　　回：流産　　回・早産　　回・中絶　　回	

分娩　　回	
・現在妊娠中　□無　□有　　妊娠　　　カ月	
・妊娠中，出産後の協力体制　□有　□無	
・閉経　　　歳	
・更年期症状　□無　□有	
・性に関する障害・問題　□無　□有	
前立腺肥大　□無　□有	

共同目標				
日付	基本的欲求の未充足状態の診断	基本的欲求の充足状態 基本的欲求の充足範囲	OTE	基本的欲求の充足・強化・補填行動への援助行為

【文　献】
1）キャシー．E．ガゼッタ・他著，中木高夫監訳：看護診断データベース－精神科系アセスメントツールによる展開．pp.136-139，医学書院，1993.
2）焼山和憲：ヘンダーソンの看護観に基づく看護過程．第2版，日総研，1999.
3）金子美智子編著：ヘンダーソン・ロイ・オレム・ペプロウの看護論と看護過程の展開．照林社・小学館，2000.

2 | ヘンダーソンの基本的看護の構成要素にもとづいた臨床判断用語

　この臨床判断は，精神科の臨床の場でヘンダーソンの看護モデルを用いて看護過程を展開するとき，基本的欲求の未充足状態の診断に至る前（統合される前段階）に生じている問題および生じやすい問題として抽出されるものである．

　情報収集から臨床判断に至るアセスメントを表現することが苦手な方々に向けてまとめたものである．精神科で看護過程を展開するなかで少しでも有効活用できればと思う．この臨床判断を利用するにあたっては，「この表現である」といった1つの固定概念をなくして用いる．そうしないと，本来ある患者の姿が適切に臨床判断されなくなるばかりでなく，スタッフ間での情報交換ができなくなるおそれがある．患者の姿をみて臨床判断しアセスメントする内容はスタッフ個々人で異なり多様にあることを念頭に置くことが重要である．

　この臨床判断を用いて健康問題の例を示せば，「誤ったダイエットによるやせ」と臨床判断単独で用いてアセスメントすると，「誤った自己判断＋（による）過量な（農薬）服用（の）＋自殺企図」と複数の臨床判断を組み合わせて「患者の姿」を適切にアセスメントすることができる．

　臨床判断は，一部分を除いてすべてネガティブな表現で紹介しているが，これに「…できる」「…みられる」「…がある」「…している」などの動詞をつけることでより表現が明確になる．また，利用者の意思で表現方法を変えることも可能である（例：健康学習：不十分な援助者の支援→退院先の受け入れが整わない）．さらに，ポジティブに変更する場合は，利用者の判断でポジティブな表現，「効果的な」「促進される」「解決する」「改善」「負担が少なくなる」「軽減する」「高まる」「示す」「低下する」「なくなる」「健康」「得る」「適性」「適切」「望ましい」「主体になる」「工夫ができる」「良好な」「認識する」「選択」「対処」「払拭」「芽生える」「変化」「大きい」「緩和」「増強」「緩和」などをネガティブな表現と入れ替えてほしい．臨床判断はネガティブな表現が多いが，現在の患者の状態を今よりも少しでもよくなってほしい，といった「よいところ探し」でポジティブな表現も必要になるときがあるので，そうした場合に利用できればと思う．

| 例：部屋の換気に関心を示さない | → | 部屋の換気に関心を示すようになる |
| やせの自覚に乏しい | → | やせの自覚が芽生える |

---

1. 呼吸

- 自力で換気ができない（運動機能障害などの理由を特定）
- 不健康な環境による咳嗽（タバコの副流煙などによる咳）
- 不健康な嗜好習慣（患者へ健康教育をする場合）
- 部屋の換気に関心を示さない
- 過度な喫煙量

2. 飲食

- 望ましくない食事摂取方法（望ましくない内容を特定）
- 満腹感が得られない
- 理性が伴わない食行為（病的な原因による盗食）
- 誤った過剰摂取
- 咀嚼機能の低下
- 嚥下困難
- 少ない量の食事摂取
- ○○（原因を特定）による栄養不良
- 必要以上の食事摂取
- 食事に関心が向かない
- 過剰な飲水
- 誤ったダイエットによるやせ
- メディアにとらわれた自尊感情の無視
- 極度の低食事量摂取
- 異常な体重減少
- やせ願望
- 自己コントロールできない飲酒
- 飲酒による家庭崩壊の危機
- 過度な飲酒欲求
- 体重増加への不快感
- 過度な肥満への抵抗
- 太ることへの不安
- やせに対する感情無視
- やせの自覚に乏しい
- 体型に対する偏り
- 過食後の自己嫌悪
- 過度な食への思い
- 理想体重への固定概念
- 自制できない食行動・食行為（いったん食べるとやめられないこと）
- 無謀な食行動・食行為（異常な食欲がある）
- 過度な食事摂取
- 自分の意志に逆らった食行為の拒否・絶食
- 自己制御できない盗み
- ○○（理由や原因を特定）による誤嚥の危険性（可能性）
- 不十分な咀嚼による嚥下
- 不適切な食生活習慣
- 食に対する興味・関心を示さない
- ○○（機能障害を特定する）により自力による食事ができない
- 記銘されない食行動（先ほど食べた食事をまだ食べていないと言うこと）
- 自己誘発性嘔吐
- 嘔吐後の罪悪感
- 不合理な飲酒行為
- 離脱できないアルコールに依存した生活
- 自己制御できない飲酒（わかっているけどやめられない）
- 断酒の対する意志の弱さ（ついつい飲んでしまう）
- 断酒による振戦せん妄
- 依存症であることの意志の形成ができていない（自我の未熟としないこと）
- 断酒によるいらだち，苦しみ（断酒に失敗して悔やむこと）

3. 排泄

- ○○日（日数を明記する）の便秘
- 弄便行為
- 不随意な排便
- 自然排便
- 薬物の副作用による便秘
- 運動不足（内容を特定）による便秘
- 薬物依存による便秘
- 緩下剤の効果
- 下剤に対する精神的依存
- ○○（原因を特定）による下痢・排便回数の増加
- 頻回な下痢による肛門部のただれ
- 排泄感覚の減退（失禁したことに気づかない）

4. 姿勢・活動

- 金銭管理の方法が不十分
- 不適切な生活（内容を特定）習慣
- 倦怠感による活動低下
- 薬物効果によるふらつき
- 身体機能のバランス失調による転倒
- 生活目標の欠如
- 不適切な生活（内容を特定）管理（不適切な衣生活管理など）
- 不健康的な休息（ごろ寝など）
- 過剰な活動
- 不活発な行動
- 体力の減退
- 順序性のある行動が困難
- 持続性が困難
- パターン化された行動の繰り返し
- 外部の刺激に敏感（気が散ること）
- 日常日課の怠惰
- 持続性のない努力（我慢できない）
- ○○（やる気がない，元気がないなど）のようにみえる（確定できないアセスメントで，複数の看護師がそのようにアセスメントできること）
- 過剰な肥満による活動力低下
- まとまりのない行動
- 日常動作の困難
- 自制（抑制）できない行動
- 閉じこもりがちな日常
- 自己コントロールできない運動
- 他人に依存した生活行動
- 見当識の混乱（場所（自室，時間がわからない）
- 過度な動き（忙しく動き回ること）
- 不眠活動（夜もほとんど寝ないで活発に動き回ること，不眠活動による多患への迷惑など）
- 意志に反した行為・行動

・ゆとりある日常生活が困難
・持続的な一部（内容を特定）への集中
・不合理な行為（患者自身がわかっている場合）
・生産性のない余暇活動
・自発的行動
・せん妄（何か見えると言って，徘徊する）
・沈み込んでいる（意気消沈）
・不安定な歩行（ふらつき歩行など）
・やる気の兆し
・日中の徘徊（屋内ウォーク）
・環境誤認（自宅と間違えたりする）

5. 睡眠・休息
・自然睡眠（睡眠薬を服用せず睡眠できている場合）
・睡眠薬の効果（頓服による睡眠）
・過度な日中の居眠り
・○○（原因を特定）による入眠困難
・昼夜逆転による日中の居眠り
・○○（日中の活動不足，環境に慣れないことなどの理由を特定）による入眠困難（寝つけない場合）
・中途覚醒（自然睡眠の場合は原因または理由を特定する．定期の就寝前薬を服用している患者では，熟眠困難になる）
・睡眠持続困難（夜間頻回に覚醒して眠れない場合）
・睡眠不足による倦怠感
・○○（騒がしい環境など原因を特定）による不十分な休息
・○○（原因を特定）による不十分な睡眠感
・早朝覚醒
・短い睡眠時間
・就眠困難
・予測される不眠
・就寝時間へのこだわり
・○○（原因を特定）による夜間せん妄
・夜間せん妄による○○（興奮など内容を特定）
・寝具（布団など）の放置
・自力によるリネン交換

6. 衣類
・（認知障害など）更衣の必要性を理解できない
・好みに合った衣服がない
・好みの衣服の選択に困惑
・不適切な衣生活習慣による更衣方法
・社会に適さない衣服の調度
・洗濯方法に困難・困惑
・季節にそぐわない着衣
・不自然な衣服の調度
・衣服の更衣が困難

7. 体温・循環
・環境変化に対する無防備な着衣
・安静が守れないことによる血圧変動
・○○（理由を特定）により自己の健康管理が行えない

・過度な動悸

8. 清潔
・清潔行為の必要性を自覚できない
・乱雑な身辺整理
・○○（理由を特定）による洗面・入浴拒否
・○○（不自然など内容を特定）な身だしなみ
・自力での清潔行為が行えない
・清潔感覚の減退（不潔なままでいる）

9. 安全
・反復された自傷行為・自傷行為
・偶発的自殺
・自殺のそぶり
・同情を期待した自殺企図・自傷行為・狂言的自殺（この用語は，本人から理由を聞いてから使用します）
・衝動的○○（内容を明記）行為（初段階だけ使うことができます．この後原因を確認します）
・死にたい考え（「誤った死の考え」とはしません．もともと死ぬことは誤っていることです）
・増強された死への思い
・死へのあこがれ
・死んでしまうのではないかという恐怖・不安
・自制，制御できない怒り・攻撃（客観的に判断して自制できることができないこと）
・不適切な怒り・攻撃（妄想など，事実性のないことに対する攻撃や怒り）
・自傷行為の繰り返し
・不注意による自傷
・楽観的な自傷行為
・困難な状況からの逃避
・誤った自己判断
・○○（原因や理由を特定）による過量な○○（睡眠薬など内容を特定）の服用（用語をいくつか組み合わせて用いる）
・発作的な他者批判
・持続性の感情不安
・注意力の低下
・他人からの損傷
・危険回避能力の低下
・解釈・判断のできない怒り（攻撃・興奮）

10. コミュニケーション
・自己表現が弱い・希薄・乏しい・不十分
・他者との関係に困難
・反復された被害体験（セクシャルハラスメントなど）
・不安定な対人関係
・共感する能力が乏しい
・作為的行動
・他人を無視した多干渉
・自己本位な介入（話に割り込むこと）

・自己本位な人間関係（相手がいやがっているにもかかわらず関係をもとうとすること）
・見捨てられることへの不安
・希薄な良心の呵責（かしゃく）
・他人の権利を無視（侵害）する
・自分を正当化した責任転換
・他者に対する怒りの攻撃
・他者に依頼することに慣れていない
・人との付き合いに関心を示さない
・ラポールの形成が困難
・自己開示が困難（自分のことを打ち明けられないこと）
・不十分な自己表現
・過度な自己注目思考（他人の気を引こうとすること）
・挑発的な行動・言動（看護師の主観が入ることがあるので注意）
・乏しいコミュニケーション
・親密な人間関係を避ける
・人とのかかわり行為の拒否
・他人批判
・道徳性の崩壊
・回顧性のない他人批判（自分を顧みないで人を批判すること）
・希薄な他者に対する配慮（思いやりがないこと）
・希薄な友だち関係
・不適切な誘惑行為
・体臭恐怖
・猜疑心が強い
・過剰な依存性
・飲酒による人格変化
・飲酒による家族機能の崩壊，危機
・活発な言動
・支離滅裂な会話
・まとまりのない話
・誇大した会話の内容
・身体醜形の思い
・看護師（介護者）への威嚇
・過度な甘え
・理由のない悪口
・他患との感情的な対立
・思考の貧困化
・疎通性のない会話（の中断）
・場にそぐわない感情表現
・無反応な感情
・身体的接触のおそれ
・他人を信頼できない
・外に出ることの不安
・他者との交流が減少
・院内活動（社会参加）の減少
・対人関係技法の低下
・他者との適切な距離を保てない
・不安定な感情表現
・自信のなさ

・人前で話ができない
・感情のコントロールが困難
・意志表示が困難
・感情の単調化
・明瞭にしゃべることが困難
・自発的会話の困難
・投げやりな態度
・○○に対して非協力的
・沈み込んでいる（昏迷と間違わないようにする）
・過大な特権意識
・過度な要求
・無動で何も話さない
・執拗な体調不良の訴え
・感情機能の低下
・不十分・希薄な感情表現
・情緒的な冷感情（冷めた感情）

11．宗教
・固執した信念保持
・特定した習慣（儀式）へのこだわり
・宗教にもとづいた食生活習慣を変えることができない
・宗教性のある身のまとい
・過度な宗教行為
・入院生活に葛藤がある
・不健康な信念にもとづいた宗教規制
・健康を逸脱した宗教行為
・憑依行動・言動

12．職業
・現実失踪（今の世界から逃れること）
・現実逃避（一時的な逃げ）
・○○により学校（仕事）に（行かない）（○○の原因を特定することが大切です．この行かないは他者からのアセスメントで，当事者は「行けない」「行かないと決心している」「行こうとしているが，足が動かない」「病的な原因で行けなくなっている」など多様にあります．間違っても登校拒否，出社拒否などと決めつけないようにします）
・逸脱した社会規範
・病的逃避（原因を特定）
・○○（過酷，不当など内容を特定）な労働条件を受け入れることができない
・体力低下による持続性の低下
・飲酒による社会適応性の喪失
・リストラに対する危機感の薄れ
・希薄な生活目標
・自立した生活に困難
・金銭管理能力の高まりが不十分
・社会適応性の低下
・適性のない職業志向
（「適性のない」を「無理な」としないようにする．無理かどうかは，やってみないとわからない）

・仕事に対する過度な期待
・希薄な職業意識
・社会からの回避（引きこもり）
・社会的役割からの回避（仕事に行かない）
・社会復帰への不安
・社会福祉支援を利用することに困難
・親との分離不安

13. レクリエーション
・○○（内容を特定）に無関心
・単調な環境による慣れ
・興味と喜びの喪失
・生活目標の欠如
・幅の狭い興味や関心
・限定されたもののみへの興味

14. 健康学習
1）診察，入院
・医師・看護師のインフォームドコンセントに同意
・インフォームドコンセントの同意に拒否
・○○（同伴者を特定する）同伴で受診
　　（D（データ）には，「1週間前より眠れなくなって，
　　食事も摂らなくなった」と家族が話す内容をそのま
　　ま受診理由として記述する）
・○○（病気を受容できないことによるなど，理由が
　わかれば特定する）による診察拒否
・不本意による（自分の意志に逆らった）入院受諾に
　よる怒り
・入院に対する意志決定に困惑をきたしている
・重篤な病状の自覚に乏しい
・病状を効果的に説明できない
・受診する意志が過少である
・受診同意に困難
・主治医の治療に不信感
・治療に対する不信感
・治療に対して同意を得ることができない
・医療行為に対する理解が不十分
・治療（内容を特定）に対して拒否
・○○（入院の目的がわかれば特定する）の目的で入
　院承諾
・○○（対象を特定する）と同伴で（医療保護入院，
　任意入院，措置入院など）
・自己判断による内服中断
・○○（内容を特定）治療行為を避ける
・入院による睡眠環境の変化による不眠
2）退院・転棟
・環境に慣れないことによる退院希望
・自分の意志にもとづかない退院要求
・○○（同伴者などを特定）との軽快退院
・同室者との無効な人間関係
・看護師との無効な人間関係
・治療環境に満足できない
3）拒薬

・○○（理由がわかれば特定する）の内服治療に対す
　る不信感
・内服治療の同意
・○○（副作用出現に心配，病気の受容ができないな
　ど）による内服拒否
・内服治療に対する誤った対処方法〔（入院治療を承
　諾している患者で，拒薬の意味を見いだせない（か
　たくなに内服を拒む）患者に用いることができる）〕
・治療計画に対する不信
・自分の意志に逆らった内服拒否（明らかな妄想など
　による拒薬で，○○が薬を飲むなと命令しているな
　どである）
・自然回復
　　　治療を行わなくても症状が改善する3〜6カ月の
　時期をいう
・説明不可能な○○　（説明不可能な身体愁訴など）
・虚偽の病気への逃避
・退院することに自信がない
・不十分な援助者の支援
・健康への関心のなさ
・社会参加に向けて関心が薄い
・入院環境に調和できない
・頭の切り替えが乏しい
・固有名詞を思い出すことができない
・過度な物忘れ
・物忘れが多く，部屋を間違える
・自尊心の肥大
・処理能力の欠如
・計画性の悪さ
・思考の混乱
・選択することの困難（優柔不断）
・集中力の低下
・自己能力の過大評価
・選択決定の困難
・注意力の低下
・記憶の低下
・病気に対する希薄感

15. 自我
・不安定な自己像のイメージ化
・自己の適性・資質に対する悩み・否定
・自己（才能）の誇張
・逸脱した社会規範
・感情を抑えられない
・尊大な態度
・低い自己評価
・自己の問題からの逃避
・過敏な他者評価
・過度な従属性（人から面倒をみてもらいたいこと）
・自己判断（決定）が困難
・（男性，女性への）性同一感の喜び，好み
・同一性への嫌悪
・自己をコントロールできないことの不安

・自責の念（むやみに自分を責めること）
・ボディイメージの悩み
・無謀な浪費
・効果的な買いものをすることが不十分
・必要以上の金銭要求
・自尊心の低さ
・○○の脱習慣化（日頃化粧していた人がしなくなってしまったなど）

16．精神的・身体的安楽
・過度な心配
・意志に反した考え（考えを払拭できないこと）
・嫌世感の思い
・病気に対する保証を受け入れることができない
・現実感の喪失
・病気（内容を特定）になることへの不安
・悲哀感
・挫折感
・自己を卑小に評価する
・断酒できない苦しみ
・何をやっても楽しくない
・気分の落ち込み
　（日常生活に支障をきたさない程度で，意欲や感情および行動などに変化が現れること）
・やる気が起こらない
・発作性の不安（突然不安が強くなることで，手がふるえたり，急に不安になり人とのかかわりを避けたりすること）
・気分が晴れない
・気分変化の日内変動
・最悪の考え（悪いことばかり考える）
・将来に対する悲観的な考え
・理由のない不安感・不安感の持続（不安を払拭できないこと）
・過度の心配（身体不調などを過度に考えること）
・外出することの不安
・人混みにいると不安になる
・自信喪失
・自立の挫折
・持続性の憂うつ
・疲れやすい
・持続性の疲労感

・抑うつ気分
・感情の不安定（些細なことで泣いたり，興奮したりすること）
・無意味な考えのとらわれ
・現実感の喪失（自分が自分でないという感じ）
・集中感の希薄
・不安が治らない
・恐怖心のとらわれ
・必要以上のこだわり
・集中力の低下
・誤った罪の意識のとらわれ
・不安定な気分
・奇異な思い込み（テレパシーで操られているなど）
・理由のない○○（内容を特定）の休み
・記憶力減退
・意識の混濁
・判断力・決断力が不十分
・感情の起伏の変化
・感覚過敏
・感覚鈍麻
・過度な感情不安定
・唐突な怒り
・自制できない感情
・不合理な恐怖感・考え
・気分の変わりやすさ
・焦りの気持ち

17．性
・性的逸脱行為
・やせによる無月経
・衝動的アタッチメント
・過度な接触
・○○（原因を特定）による性欲の低下
・産褥期の精神的混乱
・子育ての葛藤
・妊娠体験を受け止めることができない
・異常愛着
・対象喪失による悲しみ
・母性拒否
・愛児虐待
・性能力の低下
・羞恥心のない性の発言

＜文　献＞
1）焼山和憲：はじめてのフォーカスチャーティング®—情報開示とケアの質を高める精神科看護記録の実際．第2版，医歯薬出版，2020．
2）上島国利，牛島定信・他監修・編集：精神障害の臨床．日本医師会，2004．
3）永峰　勲，大蔵雅夫・他編集：精神医学．中外医学社，2004．
4）野村総一郎，樋口輝彦編集：標準精神医学．第3版，医学書院，2005．
5）大熊照雄：現代臨床精神医学．改訂第10版，金原出版，2005．

おわりに　ヘンダーソンの看護における「2つの神秘」に対する私見

　筆者がヴァージニア・ヘンダーソン（Virginia Henderson）の名前を知ったのは，看護学生のときに「看護の基本となるもの」[1,2]で，基礎看護概論のなかでフローレンス・ナイチンゲール（Florence Nightingale）の「看護覚え書き」と照らし合わせて聞いたのが最初であった．それから，ヘンダーソンの看護に対する考え方に興味を覚え，彼女の原著6版（モンスターブックとよばれている）を取り寄せて翻訳に挑戦した．こうした経緯があって（後年，翻訳版が出版された），筆者が教員となり大学に着任した折り，図書館で悲願であった「看護の基本となるもの」の原著「ICN BASIC PRINCIPLES OF NURSING CARE, 1961」（現在は絶版）に出合い，この小冊子に触れたとき，学生時代を懐かしく思い出した．長年，ヘンダーソンの看護を講義しているなかでスッキリしないものが2つあるが，これは筆者が持ち続けている疑問でもある．以下，これについて私見を述べたい．

1）「看護師は，自分の患者が何を必要としているかを知るために『彼の皮膚の内側』に入らねばならない」[3]

　この命題については，高崎[4]は論文で以下のように触れている．

　「ヘンダーソン女史はよく，『他者の皮膚の内側に入っていく』という表現をされる．彼女はある看護教育者に対して，『他人の皮膚の中に入っていくように学生を訓練できるということですが，人を訓練することはできません．しかし，あなたが自分でそれをしてみせて，学生にそういうあなたをみせることはできます』と語っている」

　筆者も"「他者の皮膚の内側に入る」とはどのような看護を意味するのであろうか"というレポート課題を出すが，ほとんどの学生が「その人の気持ちになった看護」「その人に共感した看護」「その人の痛みのわかる看護」など心の看護をイメージする．

　類似したものではナイチンゲールも「看護覚え書き」のなかで「よい看護師は，患者に向かってどう感じているか，どうしてほしいのか，といった質問などめったにしない．しかし，彼女は，細心の観察や観察したことの検討はしなくとも患者が感じていることや欲していることが自分にわかって当然だ，などとは決して思わない．これは，自分自身の場合でも同じである」[5]と述べている．

　"他者の皮膚の内側に入っていく"こと自体はありえないことである．ヘンダーソンは，看護は人間相互間の哲学であると述べている．また「宗教的信念をもってそれを実践することは，人々のケアを害するのでなく向上させると考えるべきと思う」[6]とも述べている．

　「皮膚の内側に入る」，これは，具体的な現象として言い表せないものであるが，聖書の教えにある「だれも神を見た者はいない．しかし，私たちが神を思い抱くとき，神は私たち（あなた）の中にいるのである」というような，神の愛をも教えているのではないだろうか．

2）ヘンダーソンの看護の主要概念である「体力，意志力，知識」の3つは，いつ，どこから生まれたのか？

　ヘンダーソンが，看護の主要概念として「体力，意志力，知識」の3つの言葉を生み出すに至った，彼女の看護に対する考え方に影響を与えた時代を遡及してみる．

　米国では，第一次世界大戦（1914～1918年），その後第二次世界大戦が勃発し，核時代（1945～1952年）という時代で，ヘンダーソンは1918年にワシントンの陸軍学校に入学し，ここで初代校長であったグッドリッジと出会っている[7]．その後，訪問看護婦や故郷の

ヴァージニア州の病院看護学校の教員を勤め，1929年にコロンビア大学ティーチャーズカレッジで学士と修士を修めた．1934～1948年コロンビア大学のティーチャーズカレッジの准教授となって，1950年に「看護の原理と実際」第5版の執筆活動に入るが，このなかで看護の定義を発表している[6]．

ヘンダーソンは「看護論」のなかで，独自の看護の定義を形成するにあたって，影響を受けた人たちを明らかにしている．なかでも特に影響を受けたと思われる人物は，キャロライン・スタックポールがあげられる．彼は，ヘンダーソンがコロンビア大学のティーチャーズカレッジの大学院生であったときの生理学の教授で，ヘンダーソンに人間の生理学的平衡を保持することの重要性を明記させている[7]．第2に，エドワード・ソーンダイクがいる．ヘンダーソンは彼の研究である人間の基本的欲求に関する研究に感銘を受け，「『もしもその人が十分な体力と意志力と知識とをもっていれば自分でするであろうことをその人のために私たちがする』と私は言いました．私は人々のヒューマン・ニーズということを考えたのでした．それは人間のニーズについてのソーンダイクの教えと合致するものです．彼は教師としての私ばかりでなく看護婦としての私に感銘を与えました．彼の影響は底知れません」[8]と言及している．

また，彼女の独自の看護の定義と共通した考えに，ジョン・ラスキン（1818～1900年，英国）の文化経済学がある．ラスキンは，経済における価値という概念を，経済の取り引きで財を金銭で評価した場合の金額というものでなく，それは金銭的な評価額である以前に，知識や情熱や意志力や体力や気力をもった全人格的な存在＝全人としてみた人間の発達に貢献する財という意味である[9]と述べている．そして，ヘンダーソンは「私は，看護とは幅広い社会経験と，自然科学，生物科学，社会科学の間断ない学習を必要とする複雑な仕事であると思います」[10]と述べている．ヘンダーソンは1996年に他界しているので知るよしもないが，これら多くの知見や教えが重なって彼女独自の看護の定義が導き出されたのではないかと推測される．

「体力・意志（力）・知識」は，筆者が思うヴァージニア・ヘンダーソンの神秘でありロマンでもある．この先，筆者と同様な思いの方が現れたら，真相を導き出してほしいものである．

【文　献】
1) 湯槇ます・小玉香津子共訳：看護の基本となるもの．日本看護出版協会，1972.
2) 湯槇ます・小玉香津子共訳：看護の基本となるもの．改訂版，日本看護出版協会，1973.
3) 湯槇ます・小玉香津子共訳：看護の基本となるもの．p.13，日本看護出版協会，1995.
4) 高崎絹子：看護のリアリティの迫る看護理論を目指して；ヴァージニア・ヘンダーソンの"看護過程"批判をめぐって．月刊ナーシング，4(1)：122-134，1984.
5) フローレンス・ナイチンゲール著；湯槇ます，薄井坦子・他訳：看護覚え書き．p.228，現代社，1988.
6) ジェイムズ，P.スミス著；小玉加津子，尾田葉子訳：ヴァージニア・ヘンダーソン—90年のあゆみ．p.81，日本看護協会，1992.
7) メアリー・ロバーツ：アメリカの看護．マクミラン社，1954.
8) ジェイムズP.スミス著；小玉加津子，尾田葉子訳：ヴァージニア・ヘンダーソン—90年のあゆみ．p.66，日本看護協会，1992.
9) 池上　惇：文化経済学のすすめ．p.87，丸善ライブラリー，1995.
10) 小玉香津子編訳：ヴァージニア・ヘンダーソン論文集［増補版］．p.94，日本看護協会，1994.

【著者略歴】
焼山和憲（やけやま かず のり）

前，学校法人 滋慶文化学園 福岡医健・スポーツ専門学校 副校長
元，福岡大学医学部看護学科社会看護領域精神看護学 教授
　　福岡大学大学院医学研究科看護学専攻（修士課程）地域／精神健康支援論 教授
　　西南女学院大学保健福祉学部看護学科 准教授
九州産業大学経済学部大学院博士後期課程（専攻：計量経済学） 満期退学
専攻：精神看護学，統計学
担当科目：精神看護学，人間関係論，医療統計学
修士（経済学）（九州産業大学）
著書
『ヘンダーソンの看護観に基づく看護過程』（単著）日総研，1998.
『フォーカスチャーティング活用術』（共著）メディカ出版，2000.
『看護統計テクニック─基本からパス分析まで』（単著）医歯薬出版，2003.
『はじめてのフォーカスチャーティング®─情報開示とケアの質を高める精神科看護記録の実際　第2版』
（単著）医歯薬出版，2020.
『事例でわかる看護理論を看護過程に生かす本』（共著）照林社，2008.
『こころのうた─短歌を媒介とした療法』（単著）梓書院，2009.
『増補版 はじめて学ぶ精神看護学』（編著）花書院，2017.

はじめての
ヘンダーソンモデルにもとづく
精神科看護過程　第3版　　　　　　ISBN978-4-263-23766-3

2007年10月10日	第1版第1刷発行
2010年 1月10日	第1版第2刷発行
2011年 2月 1日	第2版第1刷発行
2021年 1月10日	第2版第10刷発行
2022年11月20日	第3版第1刷発行

著　者　焼　山　和　憲
発行者　白　石　泰　夫
発行所　医歯薬出版株式会社

〒113-8612　東京都文京区本駒込1-7-10
TEL. (03) 5395-7618（編集）・7616（販売）
FAX. (03) 5395-7609（編集）・8563（販売）
https://www.ishiyaku.co.jp/
郵便振替番号 00190-5-13816

乱丁，落丁の際はお取り替えいたします　　　　　　印刷・壮光舎印刷／製本・愛千製本所
© Ishiyaku Publishers, Inc., 2007, 2022. Printed in Japan
